AF595590

Hacia un cuidado integral: Síndrome metabólico y estrategias de vida saludable en el Perú

Dr. Manuel Jesús Quispe Narváez
Dra. Sonia Tejada Muñoz
Lic. Mesias Flores Guerrero

CADUCEUS

HACIA UN CUIDADO INTEGRAL: SÍNDROME METABÓLICO Y ESTRATEGIAS DE VIDA SALUDABLE EN EL PERÚ
©Dr. Manuel Jesús Quispe Narváez
©Dra. Sonia Tejada Muñoz
©Lic. Mesias Flores Guerrero

Editado por: Corporación Ígneo, S.A.C.
para su sello editorial Caduceus
José Olaya 169, Ofic. 504, Miraflores. Lima, Perú.
Primera edición, marzo, 2025

ISBN: 978-612-5170-17-0
Tiraje: 50 ejemplares

Hecho el Depósito Legal en la Biblioteca Nacional del Perú N° 2025-01400
Se terminó de imprimir en marzo de 2025 en:
ALEPH IMPRESIONES SRL
Jr. Risso Nro. 580 Lince, Lima

www.grupoigneo.com
Correo electrónico: contacto@grupoigneo.com | Teléfono: +51 955 071 270
Facebook: Grupo Ígneo | X: @editorialigneo | Instagram: @grupoigneo

Índice

Índice de figuras

Índice de tablas

A mis madres: María Delia y María Nordiz, quienes fueron semilla en mi vida, de superación, esfuerzo y dedicación.

Agradecimiento

A todas las instituciones educativas de la Dirección Regional de Educación de Amazonas y a las empresas amigas del cuidado de la salud de la Red Asistencial de Essalud Amazonas, quienes me brindaron la oportunidad y participaron en este proceso de formación e investigación.

A la Dra. Sonia Tejada Muñoz, guía y mentora de la investigación desarrollada, y al Dr. José Alberto Escalante Paredes, director de la Red Asistencial Essalud Amazonas, líder y gestor interdisciplinario de la región.

A la Escuela de Posgrado de la Universidad Nacional Toribio Rodríguez de Mendoza de Amazonas, y al PhD. Jorge Luis Maicelo Quintana, rector de esta casa de estudios.

Al Instituto Superior Tecnológico Público Perú Japón; al Dr. Mario Ydelfonso Torrejón Arellanos, director de esta casa de estudios; al Mg. José Magno Alejos Salazar, coordinador del Programa de Estudio de Enfermería Técnica, y a todos los colegas, estudiantes y familias de nuestra región.

Prólogo

La salud pública es, en la actualidad, un desafío creciente debido al impacto del síndrome metabólico, una condición compleja que integra factores como la obesidad, el aumento del perímetro abdominal, los niveles de glucosa, la resistencia a la insulina, el incremento de la presión arterial, como la hipertensión, y las dislipidemias. Estos factores aumentan significativamente el riesgo de desarrollar enfermedades cardiovasculares y hepáticas, como la esteatosis hepática. En el contexto global, la creciente prevalencia de esta condición se ha convertido en un indicador preocupante de hábitos de vida poco saludables y en un signo de la necesidad urgente de implementar estrategias de intervención eficaces.

La región Amazonas del Perú, con su notable diversidad cultural y geográfica, no está exenta de esta problemática. En particular, en comunidades urbanas como la ciudad de Chachapoyas, la transición hacia estilos de vida más sedentarios y el acceso limitado a recursos educativos y preventivos han intensificado el impacto de esta condición. Por lo tanto, resulta imperativo generar propuestas que no solo aborden el problema desde una perspectiva biomédica, sino que también incorporen enfoques multidisciplinarios y contextuales, respetando las características y necesidades locales.

La región Amazonas, con su notable diversidad cultural y geográfica, no está exenta de esta problemática. En particular, en comunidades urbanas como la ciudad de Chachapoyas, la transición hacia estilos de vida más sedentarios y el acceso limitado a recursos educativos y preventivos han intensificado el impacto de esta condición. Por lo tanto, resulta imperativo generar propuestas que no solo aborden el problema desde una perspectiva biomédica, sino que también incorporen enfoques multidisciplinarios y contextuales, respetando las características y necesidades locales.

Este libro de consulta titulado: *Hacia un cuidado integral: síndrome metabólico y estrategias de vida saludable en el Perú,* se presenta como una herramienta esencial para profesionales de la salud, educadores y gestores de políticas públicas interesados en diseñar y ejecutar programas de intervención efectivos en la región. Mediante una revisión exhaustiva de la literatura científica actualizada y la sistematización de experiencias locales, como el programa Reforma de Vida y el inicio de la Estrategia PREVENIR Essalud, este texto tiene como objetivo fortalecer las capacidades en la prevención y el manejo del síndrome metabólico. De este modo, se busca contribuir al aprovechamiento de las experiencias positivas de impacto desarrolladas en nuestro país.

Además, proponemos un enfoque innovador basado en la «Teoría del cuidado cósmico arco iris», el cual integra un trabajo colaborativo e interdisciplinario orientado a promover la salud humana integral en entornos saludables. Este enfoque se presenta como una guía práctica para implementar cambios sostenibles en los hábitos de vida, considerando las particularidades sectoriales y culturales propias de la región Amazonas.

Finalmente, este libro constituye también un llamado a la acción para la comunidad científica, alentando a los investigadores a profundizar en el estudio de las particularidades de las condiciones metabólicas en el contexto amazónico y nacional. El desarrollo de nuevas investigaciones permitirá fortalecer el conocimiento, mejorar la calidad de vida de las poblaciones afectadas y consolidar un futuro más saludable y equitativo para todos.

Capítulo 1
Consenso 2024 sobre el síndrome cardiorrenal-metabólico de la Asociación Americana del Corazón (AHA)

La salud cardiovascular, renal y metabólica refleja la interacción entre los factores de riesgo metabólico, la enfermedad renal crónica y el sistema cardiovascular. Esta interrelación genera un impacto profundo en la morbilidad y la mortalidad. El deterioro de esta salud integral ocasiona consecuencias multisistémicas, entre las que destaca la elevada incidencia de eventos cardiovasculares y la mortalidad asociada. Además, existe una alta prevalencia de problemas cardiovasculares, renales y metabólicos en la población, con una carga desproporcionada que afecta especialmente a quienes enfrentan determinantes sociales adversos de la salud.

La relación bidireccional entre la disfunción del corazón y los riñones, conocida también como síndrome cardiorrenal, describe cómo la disfunción de uno de esos órganos influye directamente en el deterioro del otro. Asimismo, el síndrome de enfermedad cardiometabólica ha sido ampliamente reconocido como una condición relevante en este contexto. El exceso y la alteración del tejido adiposo (en particular, la adiposidad visceral y otros depósitos de grasa ectópica) pueden desencadenar inflamación, resistencia a la insulina, la aparición de factores de riesgo metabólico y una amplia gama de efectos sistémicos, entre ellos un mayor riesgo de enfermedad cardiovascular (ECV)(1).

Si bien estos síndromes han sido objeto de extensas investigaciones, se reconoce cada vez con mayor claridad el papel fisiopatológico fundamental que las anomalías metabólicas desempeñan en las interacciones bidireccionales entre los sistemas cardiovascular y renal. Asimismo, la disfunción renal se identifica progresivamente como un mediador central en la relación entre los factores de riesgo metabólico y la ECV, especialmente en el desarrollo de insuficiencia cardíaca (IC)(2).

En este contexto, resulta pertinente abandonar la consideración del síndrome cardiorrenal y la enfermedad cardiometabólica como entidades independientes, para abordarlas como parte de un constructo más amplio: el síndrome cardiorrenal-metabólico (CKM).

El síndrome CKM tiene un impacto multisistémico que afecta prácticamente a todos los órganos principales, lo que genera desafíos clínicos significativos. Entre ellos destacan la insuficiencia renal, el deterioro cognitivo prematuro, la enfermedad hepática esteatósica, asociada a disfunción metabólica (anteriormente conocida como enfermedad del hígado graso no alcohólico), la apnea obstructiva del sueño y un mayor riesgo de cáncer. Sin embargo, la consecuencia clínica más relevante del síndrome CKM, en términos de morbilidad y mortalidad prematura, se observa en la carga desproporcionada de ECV.

El síndrome CKM compromete la integridad vascular, promueve la aterogénesis, altera la función miocárdica, afecta la hemostasia y modifica la conducción cardíaca. Como resultado, se asocia con un mayor riesgo de desarrollar todos los fenotipos de ECV, incluidos la enfermedad cardíaca coronaria, el accidente cerebrovascular, la IC, la enfermedad arterial periférica, la fibrilación auricular y la muerte cardíaca súbita (3).

El síndrome CKM representa un importante desafío de salud pública, tomando en cuenta la figura 1; la necesidad de preservar el cuidado cardiovascular es primordial desde la infancia, dado su vínculo con la prevalencia histórica entre la obesidad y la diabetes, tanto en adultos como en jóvenes. Estas condiciones generan una carga desproporcionada en las poblaciones marginadas, exacerbando las inequidades en salud.

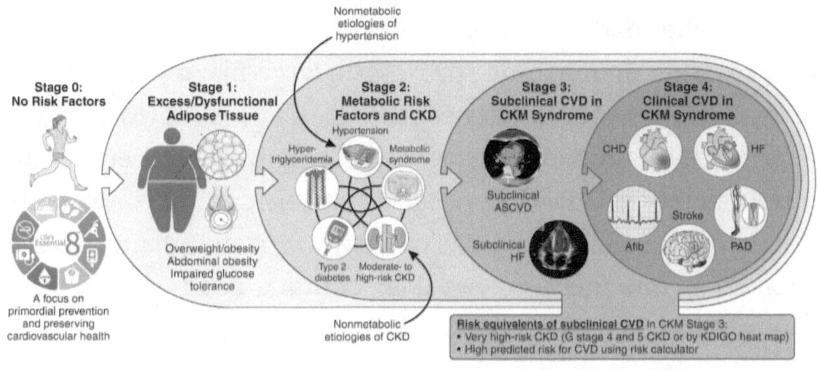

Figura 1: *Estadios del síndrome cardio-renal-metabólico CRM (AHA) (3)*

Las complicaciones cardiovasculares asociadas al estado de hiperglucemia en la diabetes mellitus tipo 2 (DM2) incluyen la enfermedad microangiopática (nefropatía diabética, retinopatía y neuropatía diabética) y las ECV agrupadas bajo el término de macroangiopatía diabética. Entre estas últimas complicaciones se incluyen, principalmente, la enfermedad coronaria y el ictus isquémico, aunque la enfermedad arterial periférica también es un proceso prevalente suele tener una evolución grave.

Esta condición se caracteriza por índices elevados de isquemia severa y amputaciones, particularmente, cuando su causa es la diabetes, en comparación con otras etiologías. Las ECV constituyen las complicaciones de mayor relevancia clínica y numérica en la DM2, representando hasta el 80 % de las complicaciones macrovasculares de esta enfermedad (4).

Además de la hiperglucemia, otros factores de riesgo como la hipertensión arterial (HTA), la dislipemia y la obesidad son determinantes en los pacientes diabéticos.

Es evidente que el síndrome metabólico (SM) es un factor de riesgo de primer orden para el desarrollo de complicaciones aterotrombóticas, acá detallamos los procesos meta inflamatorios como la obesidad, por ello, su presencia o ausencia debe considerarse como un marcador de riesgo a largo plazo y la valoración de los desórdenes antropométricos (IMC) y los estilos de vida de los seres humanos evidenciados en la figura 2. Sin embargo, a corto plazo (5-10 años), el riesgo se calcula con mayor exactitud utilizando herramientas clásicas como Framingham, SCORE, REGICOR, que incluyen variables como la edad, el sexo, el colesterol total, las partículas de LDL y el tabaquismo.

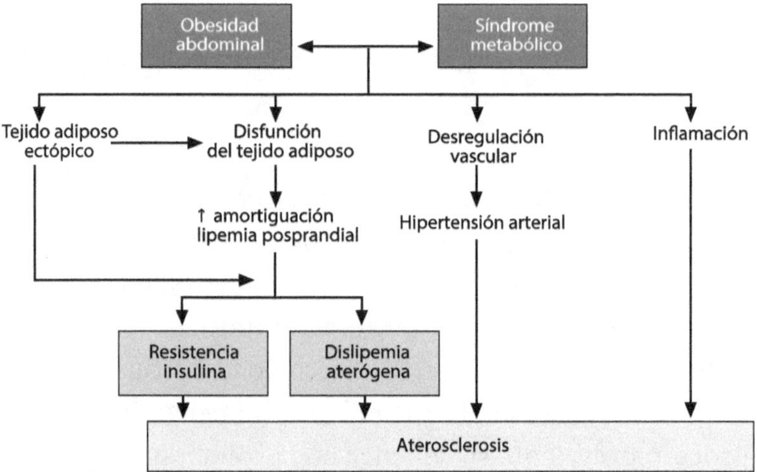

Figura 2: El síndrome metabólico como disfunción del tejido adiposo (modificada de La claustra et al)(5).

Lipotoxicidad

El incremento del tejido adiposo en el cuerpo humano representa un trastorno sistémico vinculado a enfermedades metabólicas, exceso de peso, distintos grados de obesidad (meta inflamación) y los criterios de índice de masa corporal propuestos por la Organización Mundial de la Salud. Por lo tanto, la pérdida muscular relacionada con el envejecimiento biológico acelerado, conocida como sarcopenia, afecta tanto la salud como la funcionalidad de los adultos mayores. Esta condición puede propiciar la acumulación ectópica de lípidos en los músculos esqueléticos, lo que a su vez incrementa la liberación de adipocinas, citocinas y quimiocinas. Estos mediadores proinflamatorios contribuyen a la inflamación crónica estéril del tejido muscular y alteran la función mitocondrial, agravando el deterioro de la capacidad funcional (6).

Diversos estudios han evidenciado una asociación entre la unidad de medida del síndrome metabólico (definida como la cantidad de energía consumida por un individuo en reposo, equivalente a 3,5 ml O_2/kg por minuto) y sus componentes, observándose con una disminución en la cantidad de ADN mitocondrial en las células de la sangre periférica (6).

Mitotoxicidad

Se estima que las células del hígado (hepatocitos) contienen aproximadamente 800 mitocondrias por célula. Cuando las mitocondrias presentan disfunción, la demanda energética celular desencadena su multiplicación compensatoria. Según la teoría endosimbionte propuesta por Lynn Margulis, los productos mitocondriales pueden ser reconocidos por el sistema inmunológico como moléculas extrañas, lo cual fue demostrado en 2004. Además, la oxidación se identifica como un componente esencial de la respuesta inflamatoria (7).

Vacunas contra la obesidad

Se ha planteado que una alimentación rica en plantas y frutas (fuente de polifenoles), el ejercicio y otras medidas similares contribuyen a mitigar los efectos de la obesidad. Sin embargo, surge la pregunta, ¿cuánta energía consume el cuerpo durante la actividad física?

2,5
3
5
7
9,5
10
Yoga: Equilibrio físico, mental y emocional.
Caminar: Actividad saludable de bajo impacto para las articulaciones.
Gimnasia: Mejora la movilidad articular y la flexibilidad.
Ciclismo: Deporte aeróbico que aporta elasticidad muscular.
Fútbol o baloncesto: Exigen un gran esfuerzo al sistema cardiorespiratorio.
Alpinismo o montañismo: Aumenta la capacidad pulmonar.
11
12
13
16
19
21
Pádel: Un buen aliado para el desarrollo de los reflejos.
Esquí: Proporciona agilidad, equilibrio y concentración.
Natación: Potencia fuerza, resistencia y flexibilidad.
Correr: Fortalece huesos y músculos.

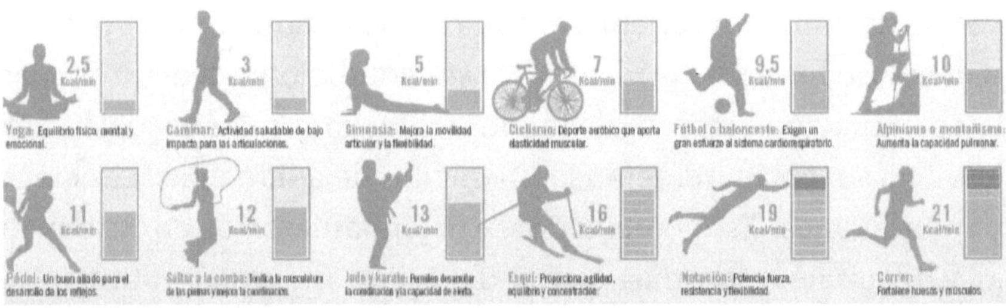

Figura 3: *¿Cuánta energía consumimos al hacer deporte?* (8)

Actualmente, se están desarrollando criterios imagenológicos para la evaluación del síndrome metabólico.

La obesidad se identifica como el detonante principal o criterio mayor del síndrome metabólico. Sin embargo, en 2024, según la *Obesity Medicine Association*, la obesidad se redefine como una enfermedad neuroconductual crónica y recurrente caracterizada por un proceso químico estéril, proinflamatorio y multifactorial (9). Este proceso impulsado por el aumento de grasa corporal, genera disfunción del tejido adiposo y alteraciones físicas anormales asociadas a la masa grasa, lo que da lugar a consecuencias metabólicas, biomecánicas y psicosociales adversas para la salud (7).

Más de 20 causas han sido identificadas (10) , de acuerdo con las últimas revisiones científicas, entre las que destacan:

1. Factores genéticos.
2. Factores epigenéticos.

3. Alteraciones en la vía leptina-melanocortina.
4. Obesidad hipotalámica.
5. Sedentarismo.
6. Ingesta hipercalórica.
7. Ambiente intrauterino (programación metabólica fetal).
8. Influencias posnatales.
9. Sueño insuficiente.
10. Uso de drogas.
11. Condiciones médicas subyacentes.
12. Estatus socioeconómico.
13. Etnia.
14. Estrés psicosocial.
15. Exposición a productos químicos.
16. Disruptores endocrinos.
17. Disbiosis del microbioma intestinal.
18. Infección por adenovirus 36.
19. Estrés oxidativo.
20. Disfunción mitocondrial.

Estos factores están detallados en el libro *Manejo clínico de la obesidad* (10)

Criterio mayor: Sobrepeso/obesidad.

Otros criterios: Hipertensión arterial sistémica, dislipidemias, diabetes mellitus tipo 2.

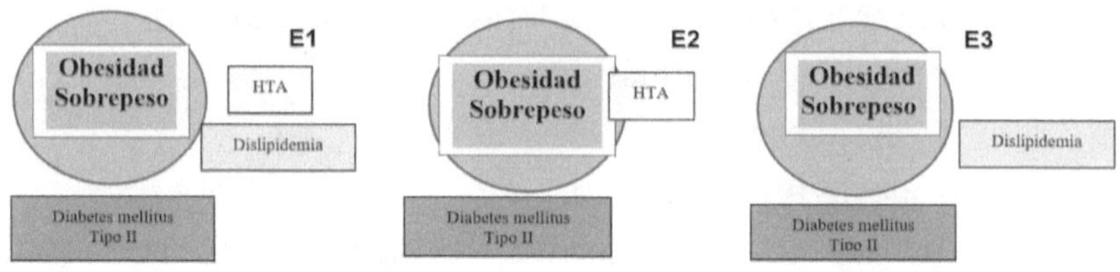

Figura 4: *Dislipidemias* (11)

Tríada metaboinfecciosa

El análisis de la occidentalización generalizada de los patrones alimentarios y estilos de vida revela que, el síndrome metabólico se ha consolidado como un fenómeno global que afecta a todas las edades. Este síndrome conlleva una carga significativa de morbilidad, debido a su asociación con complicaciones como trastornos cardiovasculares, cáncer, demencia, alteraciones en la fertilidad y desventajas socioeconómicas. Por otro lado, la relación entre la microbiota intestinal y las enfermedades metabólicas ha sido reconocida durante más de dos décadas, destacando su relevancia en la comprensión y abordaje de estas patologías (7).

El adipocito es considerado un órgano metabólico inmunológico, mientras que la microbiota lo clasifica como un órgano metabólico debido a sus funciones, entre ellas la degradación y absorción de nutrientes, la producción de ácidos grasos y aminas, la síntesis de vitaminas del complejo B y K, y el metabolismo de ácidos biliares. La tríada metaboinfecciosa se define como la interacción entre la disbiosis de la microbiota intestinal, las enfermedades metabólicas y las infecciones enterobacterianas (12).

Criterios del síndrome metabólico

- Obesidad abdominal.
- Hiperglucemia.
- Hipertensión arterial.
- Hipercolesterolemia.
- Hipertrigliceridemia.
- Hiperuricemia.
- Sarcopenia.
- Disbiosis.

El abordaje del síndrome metabólico requiere la participación de equipos interdisciplinarios, cuyas intervenciones deben incluir estrategias integrales enfocadas en dieta, actividad física, y atención especializada en diversas áreas de la salud. Estas intervenciones deben abarcar la salud bucal, psicológica, ergonómica, mecánica corporal y social (1).

Es imperativo estandarizar el diagnóstico de la obesidad en nuestra región, tanto a nivel nacional como en Latinoamérica, considerando los riesgos cardiovasculares que, en un plazo de 5 a 10 años, pueden resultar en la pérdida de la vida de un paciente debido a un evento cerebrovascular o un infarto agudo al miocardio. El control de las comorbilidades es una estrategia eficaz de prevención primaria para enfermedades metabólicas y cardiovasculares.

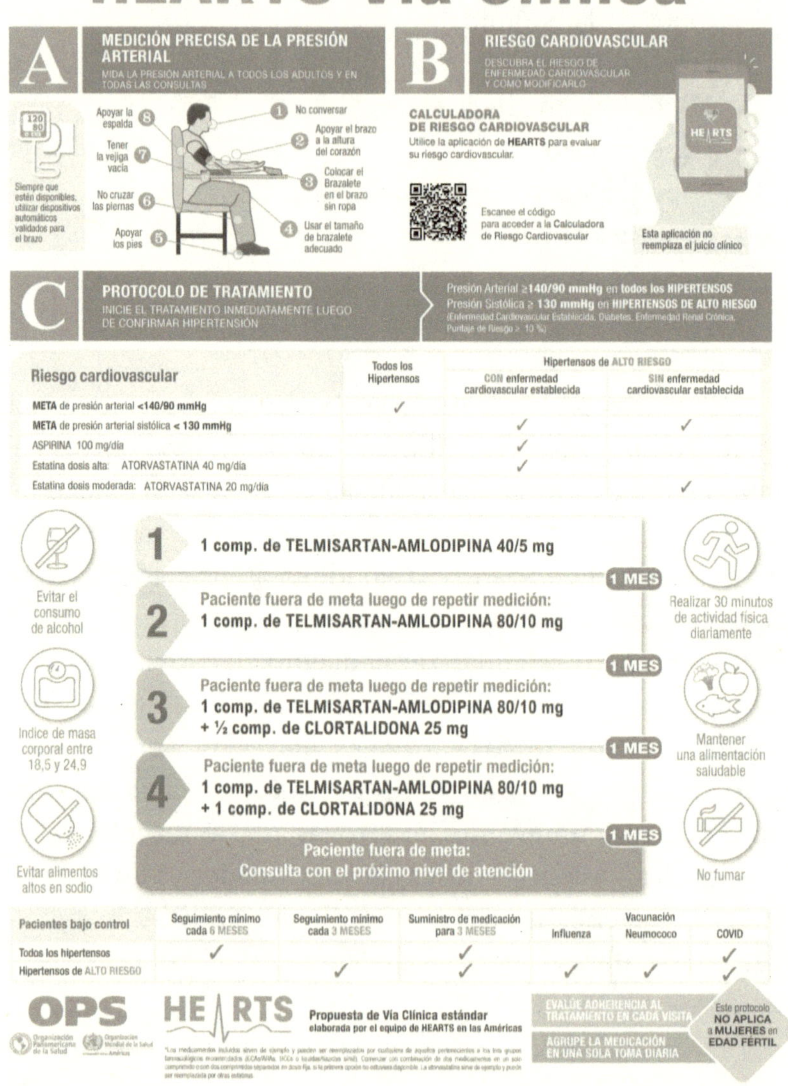

Figura 5: *Innovaciones para mejorar el manejo de la hipertensión* (13)

Capítulo 2
La esteatosis hepática: entre el silencio y la alarma

El crecimiento de la población mundial, según lo observado por la Organización de las Naciones Unidas (ONU) (14), no solo impulsa la urbanización y los movimientos migratorios, sino que también provoca transformaciones significativas en la calidad de vida. Estos fenómenos afectan a las generaciones actuales y futuras, planteando retos de gran envergadura.

Dentro de estos desafíos, el cuidado de la salud se destaca como una prioridad mundial. La ONU (15) ha señalado que el desarrollo sostenible y la promoción del bienestar son esenciales para prevenir enfermedades no transmisibles y garantizar vidas más saludables. Sin embargo, el panorama actual pone en evidencia un problema silencioso: la esteatosis hepática.

Una enfermedad que avanza en el mundo

La esteatosis hepática, comúnmente conocida como hígado graso no alcohólico, afecta entre el 15 % y el 25 % de la población general (16). Esta enfermedad está estrechamente vinculada a un estilo de vida sedentario. Guthold et al. (17), en un estudio que incluyó 168 países y más de 1,9 millones de participantes, encontraron que el 27,5 % de la población mundial no realiza suficiente actividad física, siendo las mujeres las más afectadas.

Por otro lado, López et al. (18) estimaron que la prevalencia mundial de esta enfermedad oscila entre el 20 % y el 30 %. No obstante, en las Américas, la ausencia de estudios epidemiológicos representa un vacío en el conocimiento sobre su alcance real. Algunos análisis realizados en Latinoamérica sugieren que la esteatosis hepática afecta a entre el 17 % y hasta un tercio de la población.

Una perspectiva nacional: el caso peruano

En Perú, la prevalencia de enfermedades hepáticas refleja un panorama preocupante. Tagle et al. (19) identificaron que el 44 % de los pacientes con sobrepeso u obesidad padecían esteatohepatitis no alcohólica. Aunque los estudios poblacionales son limitados, se estima que el síndrome metabólico, considerado un precursor de esta condición, afecta entre el 17 % y el 25,8 % de la población peruana (20).

Asimismo, Bustíos et al. (21) destacaron en 2019 que la esteatosis hepática es una de las principales causas de hospitalización y consultas externas en el Hospital Nacional Edgardo Rebagliati Martins Essalud García (22), el 99 % de los pacientes diagnosticados con esta enfermedad presentaban obesidad, mientras que el 70 % también convivían con diabetes. Si las tendencias actuales de sedentarismo y hábitos alimenticios inadecuados no se revierten, se proyecta que para el 2030, una parte significativa de la población estará en riesgo de desarrollar enfermedades hepáticas multisistémicas.

Una mirada global e investigaciones clave

A nivel internacional, los estudios confirman la magnitud del problema. En Madrid, Sahuquillo (23) encontró que el 77 % de los pacientes analizados presentaban hígado graso en distintos grados de severidad, siendo los hombres los más afectados (82 %). De manera similar, un análisis realizado por Cortés et al. (24), en 25 747 personas, identificó una prevalencia del 1,51 % de hígado graso, vinculada directamente a la obesidad, la diabetes mellitus y el síndrome metabólico.

De manera complementaria, Ullah et al. (25) identificaron elementos biológicos cruciales en el desarrollo de la enfermedad, como el estrés oxidativo, la inflamación hepática y la resistencia a la insulina. Estos aspectos, combinados con factores genéticos y epigenética, resaltan la complejidad de la patogénesis del hígado graso no alcohólico.

La realidad local: Chachapoyas

En la ciudad de Chachapoyas, un estudio realizado por Culquimboz (26), de una muestra de 45 trabajadores, evidenció una alta prevalencia de síndrome metabólico, con mayor incidencia en mujeres de entre 30 y 59 años. Entre los factores de riesgo con mayor relevancia se identificaron el perímetro abdominal elevado, niveles altos de triglicéridos y patrones de alimentación inadecuados. Estos hallazgos subrayan la influencia directa de los hábitos y las condiciones locales en el estado de la salud de la población.

Estrategias de prevención: el programa Reforma de Vida-Estrategia Prevenir Essalud

Ante el incremento de la prevalencia de enfermedades no transmisibles, el Seguro Social de Salud del Perú implementó el programa Reforma de Vida, ahora la Estrategia PREVENIR Essalud, diseñado con el objetivo de prevenir el síndrome metabólico y la esteatosis hepática mediante un enfoque preventivo y promocional. Este programa prioriza el diagnóstico temprano y la promoción de estilos de vida saludables, asimismo, fomenta los pilares fundamentales denominados: Alimentación Terrestre, Alimentación Humana y Alimentación Celeste, enfocados en una alimentación saludable, la relación entre los seres humanos con la naturaleza, respectivamente; estrategias que nos permiten eliminar factores de riesgo y vivir saludablemente tanto a nivel familiar como comunitario.

El programa se plantea como una solución integral para abordar esta problemática. Sin embargo, su efectividad en la prevención de la esteatosis hepática aún requiere ser evaluada. En este contexto, surgen interrogantes claves, como: ¿cuál es el impacto del programa Reforma de Vida en los docentes de Chachapoyas?

Hacia un modelo sostenible de cuidado

La teoría del cuidado cósmico arcoíris, que constituye la base conceptual del programa, propone un enfoque integral orientado a fomentar la reflexión sobre el autocuidado y la salud comunitaria. Esta perspectiva busca superar los enfoques tradicionales al articular círculos de salud interculturales, promoviendo entornos saludables en todos los niveles de la sociedad.

En los capítulos siguientes se presentarán los resultados específicos de la implementación del programa Reforma de Vida, destacando su potencial para transformar la trayectoria de esta enfermedad silenciosa, pero alarmante.

Capítulo 3
Diseño y enfoque de la investigación

Con el objetivo de evaluar el impacto del programa Reforma de Vida en la prevención de la esteatosis hepática en docentes de Chachapoyas, se implementó un diseño metodológico riguroso que permitió analizar los cambios ocurridos antes y después de la intervención. Este capítulo describe los procedimientos utilizados para estructurar el estudio, incluyendo la selección de los participantes, los criterios de inclusión y exclusión, así como las estrategias empleadas para garantizar la validez del proceso.

Enfoque y diseño de la investigación

La investigación se desarrolló bajo un enfoque cuantitativo, caracterizado por la recolección y análisis de datos medibles. Este enfoque permitió establecer relaciones claras entre la implementación del programa y los niveles de prevención de la esteatosis hepática. El diseño adoptado fue experimental, observacional, prospectivo, longitudinal, analítico y multivariado (27).

El modelo específico adoptado fue un diseño preexperimental (28), que consistió en el análisis de un único grupo antes y después de la aplicación del estímulo experimental, representado en este caso por el programa Reforma de Vida. El esquema metodológico seguido se estructuró de la siguiente manera:

$M: O_1 \; O_2 \qquad \overrightarrow{x}$

- **M:** representa la muestra seleccionada, conformada por docentes de instituciones educativas públicas de Chachapoyas.

- **O_1:** evaluación inicial de los niveles de esteatosis hepática antes de la intervención.
- **X:** aplicación del programa Reforma de Vida como estímulo o tratamiento experimental.
- **O_2:** evaluación posterior de los niveles de esteatosis hepática para determinar el impacto de la intervención.

Método científico como base

El método científico aplicado en este estudio fue el **hipotético-deductivo** (29) como un procedimiento que combina la formulación de hipótesis con el análisis empírico de datos. Este enfoque permitió desarrollar el estudio en tres etapas principales:

1. **Plantear hipótesis claras:** Determinar si la implementación del programa Reforma de Vida genera un impacto significativo en la prevención de la esteatosis hepática.
2. **Explicar fenómenos:** Analizar cómo los cambios en los hábitos de vida influían en la salud de los docentes.
3. **Comparar resultados:** Contrastar los niveles de esteatosis hepática antes y después de la intervención.

Población, muestra del estudio

El programa Reforma de Vida se dirigió específicamente a los docentes de nivel secundario de instituciones públicas de Educación Básica Regular en la ciudad de Chachapoyas. Según el registro oficial del Ministerio de Educación (MINEDU) (30), esta población estaba constituida por 225 docentes, quienes desempeñaban un papel fundamental en el desarrollo educativo de la región.

De esta población total, se seleccionó una muestra de 84 docentes mediante un criterio no probabilístico o dirigido. Este método permitió incluir a aquellos participantes que, por sus características y disposición, cumplían con los criterios establecidos por el investigador para formar parte del estudio. La selección no fue aleatoria, sino basada en criterios específicos que aseguraron la voluntariedad y compromiso de los participantes (31).

La muestra seleccionada representó un grupo significativo de la población docente, proporcionando una base adecuada para evaluar el impacto del programa. Este enfoque permitió explorar cómo los hábitos y prácticas promovidos por el programa Reforma de Vida podían influir en la prevención de la esteatosis hepática dentro de un contexto educativo específico. La selección y participación de esta muestra fue un paso clave para garantizar la viabilidad y relevancia de los resultados obtenidos.

Tabla 1. *Muestra de investigación*

N°	Institución educativa	Tamizado	Base MINEDU
01	Seminario Jesús María	17	50
02	Virgen Asunta	11	59
03	San Juan de la Libertad.	36	116
04	María Auxiliadora	20	
Total		84	225

Fuente: Base de datos MINEDU, 2019.

Criterios de inclusión y exclusión

Para garantizar que el programa Reforma de Vida Renovada se aplicara en condiciones óptimas, se definieron criterios específicos para determinar la elegibilidad de los participantes:

- **Criterios de inclusión:** Se seleccionaron docentes afiliados a Essalud que estuvieran plenamente orientados en tiempo, espacio y persona. Debían pertenecer a las modalidades de nombrados o contratados, y era indispensable su consentimiento voluntario para participar, independientemente de si contaban con un diagnóstico previo de síndrome metabólico.
- **Criterios de exclusión:** Se excluyeron del estudio aquellos docentes que estuvieran en situación de licencia laboral o que no manifestaran disposición para participar activamente en la investigación.

Variables que guiaron el estudio

El análisis se centró en dos variables principales que estructuraron el diseño del estudio:

- **Variable independiente:** El programa Reforma de Vida, diseñado como la intervención dirigida a promover estilos de vida saludables y prevenir la esteatosis hepática.
- **Variable dependiente:** La prevención de la esteatosis hepática, evaluada a través de cambios registrados en los hábitos, factores biológicos y sociales de los participantes.

Métodos para la recolección de datos

La recopilación de datos se llevó a cabo mediante un enfoque estructurado que integró técnicas probadas y herramientas validadas para garantizar la precisión de los resultados:

- **Técnica utilizada:** Se empleó la encuesta como método principal de recolección de datos, permitiendo obtener información detallada sobre las dimensiones claves del estudio (31).

- **Instrumento:** El cuestionario utilizado constó de 20 ítems diseñados para evaluar cuatro dimensiones fundamentales: factores biológicos, económicos, sociales y los hábitos de los docentes. Este instrumento, ampliamente reconocido en investigaciones sociales, facilitó la medición de las variables propuestas (32).

Validez y confiabilidad del estudio

Se realizaron procedimientos rigurosos para la validación y confiabilidad tanto en el diseño del programa Reforma de vida como del cuestionario empleado en el estudio:

- **Validación del programa**: El programa Reforma de Vida había sido previamente validado por el Comité de Ética de la Universidad Nacional San Agustín (UNSA) de Arequipa, reportando niveles aceptables de confiabilidad (alfa de Cronbach > 0,6). Posteriormente, tras realizar ajustes específicos, se sometió nuevamente a evaluación, obteniendo un coeficiente alfa de Cronbach de 0,887, lo que confirmó una alta consistencia interna entre los ítems evaluados.
- **Validación del cuestionario**: La validación del cuestionario se llevó a cabo mediante juicio de expertos quienes proporcionaron recomendaciones específicas para optimizar la herramienta. Su validez fue confirmada mediante la prueba de distribución binomial, donde el valor calculado (Vc = 10,625) superó significativamente el valor teórico (Vt = 1,64), evidenciando una sólida validez estructural.

La confiabilidad del cuestionario fue corroborada a través de una prueba piloto aplicada a 20 docentes de una institución educativa de Chachapoyas. Los resultados arrojaron un alfa de Cronbach de 0,8887, indicando una confiabilidad fuerte dentro del rango esperado de 0,76 a 0,89.

$$\alpha = \frac{k}{k-1}\left[1 - \frac{\sum S_{iS}^2}{S_T^2}\right]$$

Donde:

α = Alfa de Cronbach.

K = Número de ítems.

V = Varianza de cada ítem.

Vt = Varianza total.

α = 11/ 10 (1 – 3,816 / 13,98115)

α = 1,1 (0,72706)

α = 0,799767

Luego se aplicó la fórmula de Spearman Brow para identificar la máxima confiabilidad:

$$\textbf{Rip.} = \frac{2\,(\text{r ip})}{\mathbf{1 + rip.}} = \textbf{Spearman Brown}$$

Expresa el máximo valor calculado de la confiabilidad.

Rip = 2 (0,799767) / 1 +0,799767

Rip = 0,8887

Aspectos éticos en la investigación

La integridad ética fue uno de los pilares fundamentales de esta investigación, garantizando que cada etapa del proceso —desde la recolección de datos en el campo de trabajo hasta la interpretación de los resultados— se realizó con la debida rigurosidad científica. Se respetaron principios esenciales como la originalidad, la veracidad de los datos y la confidencialidad de la información proporcionada por los participantes.

Los docentes que participaron en la investigación fueron informados en detalle sobre los objetivos y alcances del estudio. Esto permitió que su participación fuera completamente voluntaria y consciente. Para formalizar este compromiso, se solicitó a cada participante la firma de un consentimiento informado, mediante el cual se garantizó el respeto a derechos y la protección de sus datos personales. Además, se implantó un control estricto para preservar la confidencialidad de las encuestas, evitando cualquier uso indebido de la información recolectada.

Análisis de los datos

La información recolectada fue procesada utilizando herramientas estadísticas especializadas para garantizar la precisión y fiabilidad de los resultados. En el análisis se emplearon programas como SPSS versión 23, complementados con Microsoft Word y Excel, lo que permitió organizar y presentar los datos de manera clara y comprensible.

Los resultados fueron estructurados en tablas de frecuencia y porcentajes, acompañados de representaciones gráficas, como diagramas de cajas y bigotes, que facilitaron el análisis de las tendencias y variaciones observadas. Estos métodos contribuyeron a identificar de manera efectiva el impacto del programa Reforma de Vida antes y después de su implementación en los docentes seleccionados.

Pruebas estadísticas aplicadas

1. **Prueba de normalidad de Kolmogórov-Smirnov:** Esta prueba se utilizó para verificar si los datos seguían una distribución normal, un paso fundamental dado que el análisis involucraba muestras pareadas.

2. **Prueba de Wilcoxon:** Esta prueba no paramétrica fue empleada para evaluar los cambios significativos en los niveles de esteatosis hepática tras la aplicación del programa. Resultó ideal para analizar las diferencias en un mismo grupo antes y después de la intervención, garantizando una evaluación robusta del impacto generado.

El enfoque ético y analítico adoptado en esta investigación asegura que los resultados presentados sean válidos, confiables y reflejen con exactitud el impacto del programa en la población estudiada. Asimismo, este enfoque resalta el compromiso con el bienestar de los participantes y la relevancia científica de los hallazgos obtenidos.

Capítulo 4
Resultados

Este capítulo detalla los procedimientos implementados para estructurar la investigación, desde la selección de participantes y los criterios de inclusión y exclusión, hasta las herramientas y técnicas empleadas para garantizar la validez y confiabilidad de los resultados.

Asimismo, se presenta un enfoque cuantitativo basado en un diseño preexperimental, que permitió analizar los cambios ocurridos antes y después de la intervención. Este análisis incluye una descripción detallada de las variables estudiadas y los métodos de recolección de datos, los cuales fueron fundamentales para responder a los objetivos de investigación y proporcionar hallazgos relevantes en el ámbito de la salud pública.

Tabla 2. *Pruebas estadísticas en la medición del impacto del programa Reforma de vida en esteatosis hepática en docentes de las instituciones de educación básica.*

Hipótesis Estadística (Ho)	Prueba Estadística	Valor de del estadístico Z	Nivel de confianza	Valor de p	Decisión	Conclusión
El Programa Reforma de vida en la prevención de la esteatosis hepática en docentes de la ciudad de Chachapoyas 2019 no tiene un impacto significativo.	Mc Nemar	11,474	005	0,001	Se Rechaza	El Programa Reforma de vida en la prevención de la esteatosis hepática en docentes de la ciudad de Chachapoyas 2019 sí tiene un impacto significativo.
El Programa Reforma de vida en la prevención de la esteatosis hepática en docentes de la I.E. San Juan de la Libertad 2019 no tiene un impacto significativo.	Wilcoxon	-3,404	0,05	0,006	Se Rechaza	El Programa Reforma de vida en la prevención de la esteatosis hepática en docentes de la I.E. San Juan de la Libertad 2019 tiene un impacto significativo.
El Programa Reforma de vida en la prevención de la esteatosis hepática en docentes de la I.E. Seminario Jesús María 2019 no tiene un impacto significativo.	Wilcoxon	-2,436	0,05	0,016	Se Rechaza	El Programa Reforma de vida en la prevención de la esteatosis hepática en docentes de la I.E. Seminario Jesús María 2019 tiene un impacto significativo.

El Programa Reforma de vida en la prevención de la esteatosis hepática en docentes de la I.E. Virgen Asunta 2019 no tiene un impacto significativo.	Wilcoxon	-2,491	0,05	0,012	Se Rechaza	El Programa Reforma de vida en la prevención de la esteatosis hepática en docentes de la I.E. Virgen Asunta 2019 tiene un impacto significativo.

Se aplicó la prueba de McNemar (un caso particular de Chi cuadrado) con el propósito de evaluar si la intervención del programa Reforma de vida generó un cambio significativo en la respuesta de los participantes. Esta prueba es adecuada para diseños del tipo «antes-después», en los que cada elemento de la muestra actúa como su propio control. Se comprobó que, con un nivel de confianza del 95 %, el programa Reforma de Vida en la prevención de la esteatosis hepática en docentes, se respalda la efectividad del programa en inducir cambios positivos en los participantes.

Flores, E. et al. (33), emplearon pruebas estadísticas que demostraron el impacto positivo del programa Reforma de Vida en la disminución de los niveles de esteatosis hepática en los docentes de instituciones de educación básica en Chachapoyas, 2019. Este impacto fue evidenciado tanto a nivel general, considerando las tres instituciones en conjunto, como de manera desagregada para cada una de ellas. En todos los casos, se observó un efecto significativo del programa, respaldado mediante métodos no paramétricos y un nivel de confianza del 95 %.

Además, para complementar los hallazgos, se utilizaron gráficas de cajas, que proporcionaron una representación visual clara y objetiva de las tendencias y diferencias observadas.

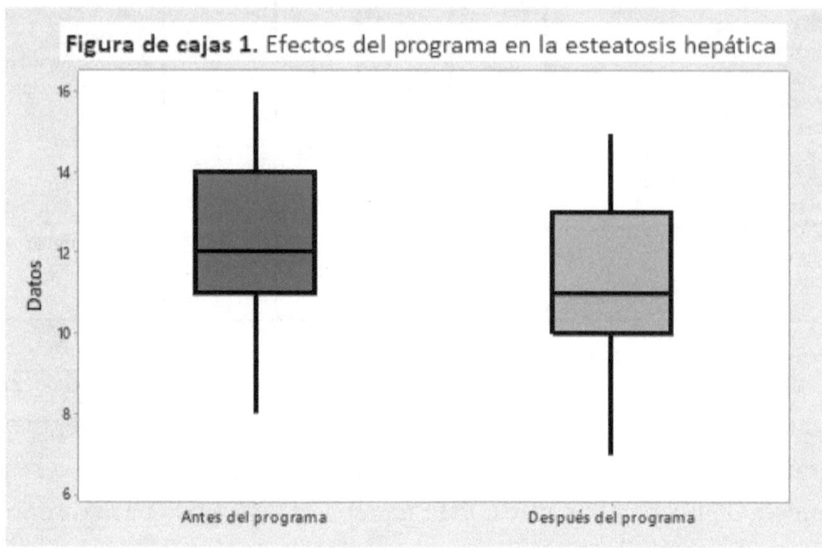

Figura 6: *Impacto del programa Reforma de Vida en la esteatosis hepática en docentes de las instituciones de educación básica, Chachapoyas, 2019.*

Flores, E. et al. (33) señalaron que la prueba Chi cuadrado es altamente sensible respecto al tamaño de muestra en análisis basados en tablas de contingencia. Por este motivo, y dado el número reducido de docentes de cada institución educativa considerados en el programa, se optó por emplear las pruebas de rangos de Wilcoxon. Este enfoque no paramétrico se consideró más adecuado para responder los objetivos de la presente investigación, dado su robustez en el análisis de datos parados.

En la Tabla 2, se presentan los resultados del contraste de las hipótesis, evidenciando que el programa Reforma de vida logró significancia en sus objetivos. Los datos reflejan un nivel de confianza del 95 %, lo que respalda estadísticamente la efectividad del programa en la reducción de los niveles de esteatosis hepática en los docentes de las instituciones evaluadas.

Se muestran los cambios significativos antes y después de la intervención o realización del programa..

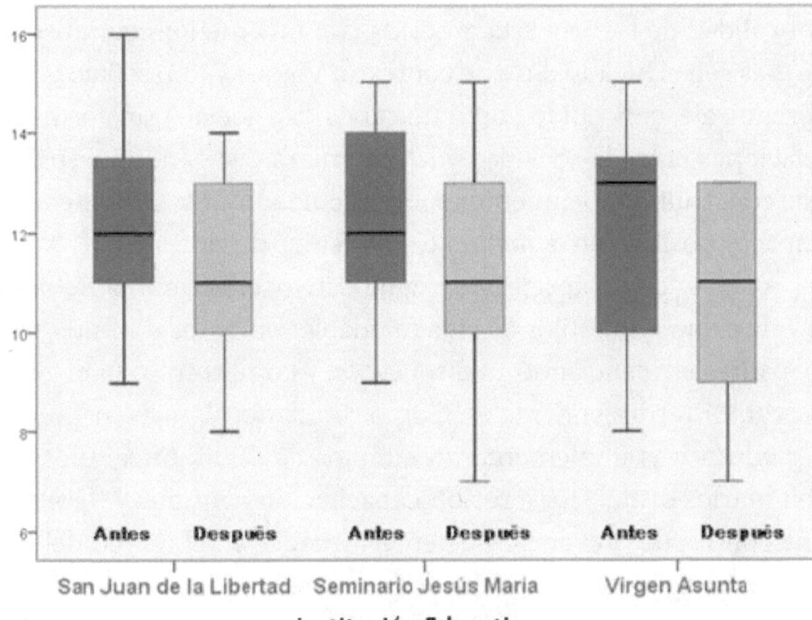

Figura 7: *Impacto del programa Reforma de Vida en la esteatosis hepática en docentes según la institución educativa donde laboran.*

Nota. Aunque no se dispone en este caso de los niveles de esteatosis hepática de los docentes incluidos en la investigación, es posible inferir de manera válida, a partir de la figura presentada, los cambios producidos como resultado de la intervención del programa Reforma de Vida. En cada una de las instituciones se observa una disminución de los niveles de esteatosis hepática antes y después de la implementación del programa.

El programa Reforma de Vida demostró un impacto altamente significativo en la prevención de la esteatosis hepática en los trabajadores de las instituciones educativas de nivel secundario de Chachapoyas, con un resultado estadístico de p = 0,001.

Estos hallazgos fueron consistentes con los de Mojgan et al. (34), quienes documentaron mejoras significativas en las variables asociadas al modelo de creencias de salud y en el conocimiento de los participantes tras dos meses de intervención (p < 0,001). Además, se reportó una reducción prominente en las enzimas hepáticas en el grupo de intervención, las cuales superaron de manera notable a las obtenidas por el grupo control.

De manera similar, Cortés et al. (24) concluyeron que una mayor calidad de la dieta está asociada con una menor acumulación de grasa en el hígado. En este contexto, Vigotsky (35) señaló que el aprendizaje, concebido como una actividad social, transforma las relaciones entre la sociedad y la naturaleza. Este enfoque sugiere que construir conocimientos sobre el cuidado de la salud tiene un impacto positivo en la mejora de los estilos de vida.

A través de un aprendizaje significativo, el programa Reforma la vida promovió estilos de vida saludables entre los docentes participantes, evidenciando su disposición y compromiso para generar cambios trascendentales. Como resultado, algunas instituciones educativas implementaron círculos de salud, integrados por voluntarios dispuestos a recibir capacitación continua y fomentar una cultura de prevención de enfermedades en el marco del primer nivel de atención. Este enfoque no solo reduce las hospitalizaciones por enfermedades metabólicas y cardiovasculares, sino que también contribuye al control de factores de riesgo como la dislipidemia, el sobrepeso y la obesidad. En última instancia, se logra una homeostasis integral que favorece el bienestar y el desarrollo humano.

En términos biológicos, el programa demostró efectos significativos en el perfil lipídico y el diagnóstico por ecografía. Según García (22), el nivel socioeconómico y educativo de los padres influye en el estado biológico de las generaciones futuras. Por su parte, Lane et al. (36) destacan la importancia de capacitar a equipos de bienestar liderados por maestros y estudiantes como una estrategia esencial para establecer patrones saludables de dieta y actividad física. Luz et al. (37) enfatizan que los cambios en el entorno escolar y el apoyo social son soluciones clave para garantizar una mejor calidad de vida. Este enfoque integral resalta la importancia de combinar educación, entorno y acción comunitaria como ejes fundamentales para lograr un impacto sostenible en la promoción de la salud.

Por otro lado, Constanza et al. (38) señalaron que la satisfacción de las necesidades humanas mediante el control de factores socioeconómicos, promueve la generación de capital humano y social, lo cual repercute en la mejora de la calidad de vida. En línea con ello, Castro (39) indicó que los factores económicos y de salud son determinantes del desarrollo humano sostenible. No obstante, en la investigación realizada que comparte este libro, las condiciones socioeconómicas de los participantes resultaron difíciles de modificar debido al breve tiempo de duración del programa, lo que limita su alcance en este aspecto. Este hallazgo subraya la importancia de realizar futuras investigaciones con un enfoque más profundo y prolongado, que permita abordar estas variables con mayor efectividad

Se plantea la implementación de un modelo mixto lineal multinivel que contemple la agrupación de los participantes en clústeres y permita evaluar la eficacia del trabajo multidisciplinario con estudiantes, padres y directores. Este enfoque busca fortalecer la generación de capital humano y social que mejore la calidad de vida.

Impacto en los docentes

En la evaluación inicial del estado biológico de los docentes asegurados, se identificó que el 42,9 % (36 docentes) presentaba un estado regular, mientras que el 1,2 % un estado malo. Estos resultados impulsaron la sensibilización sobre la adopción de hábitos alimenticios más saludables, promoviendo el consumo de frutas y verduras, y reduciendo prácticas perjudiciales como el consumo de alcohol y tabaco. Tras la intervención del programa, el 90,5 % (76 docentes) presentó hábitos saludables, en comparación con el 58,3 % (49 docentes) antes del programa Reforma de Vida.

Investigaciones previas como la de Ullah et al. (25) enfatizan la importancia de la macro y micronutrición en la prevención del hígado graso. Abeysekera (40) advierte que los jóvenes adultos con patrones de consumo nocivos tienen un mayor riesgo de desarrollar fibrosis hepática. De manera similar, Caballero (41) observó que, tras la implementación de un programa educativo, el 100 % de los pacientes con síndrome metabólico alcanzaron estilos de vida adecuados.

Aportes científicos y teóricos

El principal aporte de este estudio radica en la implementación de medidas preventivas contra la esteatosis hepática mediante el programa Reforma de Vida, una iniciativa enfocada en la promoción de hábitos saludables. Estas medidas incluyen la reducción de calorías y el aumento de la actividad física, logrando una disminución progresiva del peso corporal y mejoras en los indicadores de salud de los participantes.

El marco conceptual del estudio se fundamenta en la propuesta teórica Cósmica-arco iris, que aborda el desarrollo humano desde un enfoque multidisciplinario. Esta teoría integra aspectos socioeconómicos, educativos, sanitarios y de gobernabilidad, orientados hacia la construcción de entornos saludables que contribuyen a aumentar la esperanza de vida. Este enfoque fomenta la colaboración interprofesional, especialmente entre profesionales de enfermería y comunidades, con el propósito de transformar a las personas, familias y colectivos hacia una mejor calidad de vida orientada al bienestar integral.

Capítulo 5
Conclusiones

1. Impacto del programa Reforma de Vida

Los resultados obtenidos confirmaron que el programa Reforma de Vida tuvo un impacto altamente significativo en la prevención y manejo de la esteatosis hepática en los docentes y administrativos participantes, con un resultado estadístico de $p = 0{,}001$. Este efecto positivo subraya la efectividad de las estrategias implementadas, destacando la relevancia de promover intervenciones oportunas y focalizadas en este grupo poblacional.

Estos hallazgos refuerzan la importancia de abordar las enfermedades metabólicas mediante programas educativos y preventivos que fomenten cambios sostenibles en los hábitos y estilos de vida de los individuos.

2. Cambios en el aspecto biológico y los hábitos alimentarios

El programa Reforma de vida también mostró un impacto notable en el ámbito biológico ($p = 0{,}002$) y logró promover modificaciones sustanciales en los hábitos alimenticios de los participantes ($p = 0{,}001$). Los resultados evidencian un cambio sustancial antes y después de la intervención, lo que resalta la relación directa entre la educación en salud y la adopción de prácticas beneficiosas para el bienestar integral.

3. Estilos de vida saludables

Los docentes y administrativos participantes evidenciaron una notable mejora en sus estilos de vida, adoptando hábitos más saludables como la práctica regular de ejercicio físico y el aumento en el consumo de frutas y verduras. Simultáneamente, se observó un desaprendizaje progresivo de comportamientos nocivos, como el consumo de alcohol y tabaco.

Estos cambios no solo generaron un impacto en la salud individual, sino que también representaron un avance hacia la construcción de entornos más saludables en la comunidad educativa. Este efecto multiplicador refuerza la relevancia de las intervenciones educativas y preventivas en la promoción del bienestar colectivo.

Capítulo 6
Recomendaciones y estrategias de vida saludable en el Perú

A los profesionales de Ciencias de la Salud de la UNTRM

- **Fortalecer la capacitación profesional**: Se recomienda el diseño e implementación de programas de capacitación según niveles de atención, enfocándonos en la atención primaria, efectivizándolos y dirigiéndolos a profesionales de la salud interdisciplinariamente comprometidos con la ejecución de la Estrategia PREVENIR ESSALUD y/o Programas Preventivo Promocionales de la Salud enfocados en estilos de vida saludables, siendo estos programas centrados en la conformación de un equipo interdisciplinario de intervención integrados por médicos, enfermeros, técnicos en enfermería, obstetras, nutricionistas, psicólogos, tecnólogos (laboratorio, radiología, fisioterapia, rehabilitación), trabajadores sociales y profesionales identificados con estas actividades de salud pública.

  La integración de estas especialidades y campos de profesión, son fundamentales para abordar de manera integral las necesidades de los participantes, permitiendo una atención que contemple no solo los aspectos biológicos (clínicos, antropométrico), genéticos, epigenéticos, químicos, bioquímicos, inflamatorios, hemostásicos, conductuales, ambientales, psicológicos y sociales. Este enfoque colaborativo fortalecerá la eficacia del programa.

- **Fomentar investigaciones piloto**: Desarrollar actividades de investigación facilitando la implementación de un sistema de información especializado en instituciones públicas, orientadas a facilitar la implementación de un sistema de información que permita la creación de un Registro Nacional de pacientes con síndrome metabólico, ello permitirá un seguimiento epidemiológico participativo e involucrado, optimizando los recursos en salud y el diseño de políticas públicas

  Este recurso constituye una herramienta esencial para un seguimiento eficiente y para la formulación de políticas de salud basadas en evidencia y datos reales con posibles caracterizaciones demográficas y socioculturales con modelos que pueden ser replicables en nuestro suelo peruano.
- **Enfoque en problemáticas reales**: Es necesario la formación académica en temas de impacto de salud pública, proponiendo impulsar investigaciones en pre y posgrado que aborden temática de Síndrome metabólico desde una perspectiva aplicada y alineada en necesidades reales de la sociedad tomando en cuenta líneas de investigación que podemos proponer como son: factores de riesgo y prevención temprana en estilos de vida en poblaciones vulnerables, implementación de tecnologías para la vigilancia epidemiológica, estrategias de promoción de la salud y cambio de conducta, manejo de intervenciones educativas con vinculación a la transformación digital en temas de alimentación y actividad física en comunidades de riesgo.
- **Conciencia sobre la salud y el desarrollo sustentable**: Reconocer y fomentar la importancia de la salud como un pilar esencial para el desarrollo sustentable. En un contexto de avances globales, es imprescindible concientizarse sobre el impacto que estos tienen en la calidad de vida humana, especialmente en su deterioro o exposición al riesgo.

- **Sensibilización sobre la esteatosis hepática**: Promover la sensibilización entre los miembros de la comunidad educativa sobre la esteatosis hepática. Fortalecer el conocimiento y la compresión sobre su prevención y manejo permitirá a la comunidad educativa adoptar medidas prácticas más informadas y saludables.
- **Fortalecimiento institucional**: Continuar desarrollando y fortaleciendo el trabajo realizado en cada institución, valorando las competencias y capacidades del potencial humano. Además, es crucial implementar equipos de monitoreo y evaluación constante que acompañen y supervisen a los participantes en su proceso de cambio, asegurando la sostenibilidad de los logros alcanzados.

Basándose en las recomendaciones de la Organización Mundial de la Salud (OMS) y adaptándolas al contexto regional de la Amazonía peruana, se presentan estrategias específicas dirigidas a niños, jóvenes, adultos, adultos mayores y gestantes. Estas acciones consideran, además, el fortalecimiento de especialidades médicas, el uso de escalas diagnósticas, el aprovechamiento de los recursos naturales locales y la articulación institucional con un enfoque en la Gestión Articulada Multisectorial en Salud (GAMS) (42).

- Establecer políticas de salud según grupo etario para niños y jóvenes
- Recomendación de la OMS: Promover la prevención de enfermedades crónicas mediante una dieta saludable y actividad física adecuada desde la infancia (43)

Estrategias:

- Implementar programas de alimentación escolar con ingredientes locales como sacha inchi, camu camu y aguaje, ricos en ácidos grasos esenciales y antioxidantes.

- Fomentar actividades deportivas comunitarias con un enfoque lúdico y cultural, como juegos tradicionales.
- Realizar tamizaje temprano de obesidad y riesgo cardio metabólico mediante el uso del Z-score pediátrico para IMC.
- Especialidades para fortalecer en hospitales y centros de atención en salud según grado de resolución
- Nutrición pediátrica: Incorporar nutricionistas en la atención primaria para diseñar planes alimenticios basados en recursos naturales locales.
- Endocrinología pediátrica: Capacitar en el manejo de la obesidad infantil y en el diagnóstico temprano de hígado graso mediante ecografía abdominal.
- Priorización a la etapa de vida de adulto y adultos mayores teniendo en cuenta característica de densidad poblacional y área geográfica

Recomendación de la OMS:

- Detectar y manejar factores de riesgo cardiovascular, como hipertensión, dislipidemias y diabetes *mellitus* (44).

Estrategias:

- Implementar programas de detección temprana de enfermedades metabólicas en centros de atención primaria mediante herramientas como el SCORE2 (Systematic Coronary Risk Evaluation).
- Incorporar alimentos funcionales de la región, como aceites de sacha inchi y guayusa, para mejorar el perfil lipídico y reducir la inflamación hepática.
- Fomentar actividades comunitarias como caminatas en la selva y agricultura sostenible para aumentar la actividad física.

- Tomar en cuenta normativa actual y incorporar a la batería de atención a la población gestante las necesidades cuidado metabólico.

Recomendación de la OMS:

- Controlar la nutrición y prevenir complicaciones metabólicas durante el embarazo (45)

Estrategias:

- Realizar talleres sobre alimentación saludable en gestantes, utilizando insumos locales como la quinua y el plátano verde, que aportan nutrientes esenciales sin aumentar la carga glucémica.
- Implementar el diagnóstico temprano de diabetes gestacional mediante pruebas de tolerancia oral a la glucosa (OGTT).
- Aplicar la Escala de Estrés Percibido (PSS) para identificar y abordar factores psicológicos asociados con complicaciones metabólicas.
- Propuesta de trabajo interdisciplinario que contemple y asegure la interconsulta con especialidades para fortalecer en hospitales:
    - Cardiología: Implementar tecnologías para monitoreo no invasivo de rigidez arterial y electrocardiogramas.
    - Geriatría: Capacitación en cuidado integral de adultos mayores con multimorbilidad metabólica.
    - Obstetricia: Capacitación en manejo de complicaciones metabólicas y nutricionales durante el embarazo.
    - Endocrinología: Seguimiento especializado de gestantes con alto riesgo metabólico.

- Propuesta de legislación de prevención y cuidado del hígado graso no alcohólico (HGNA) con enfoques regionales y nacionales

Recomendación de la OMS:

- Promover cambios en el estilo de vida, incluida la dieta y la actividad física, como primera línea de prevención (42).

Estrategias interdisciplinarias:

- Psicología: Implementar en la normativa actual la aplicación de escalas como el Cuestionario de Alimentación Emocional para detectar patrones de alimentación disfuncionales relacionados con el estrés.
- Endocrinología: Proponer el monitoreo del índice HOMA-IR (Homeostasis Model Assessment of Insulin Resistance) para evaluar la resistencia a la insulina.
- Cardiología: Fomentar el uso del Framingham Risk Score para estimar riesgos cardiovasculares asociados con HGNA.
- Estomatología: Priorizar la evaluación del estado de salud bucal relacionado con el metabolismo, considerando la enfermedad periodontal como indicador de inflamación sistémica.
- Salud renal: Normatizar el monitoreo de la relación albúmina-creatinina para detectar nefropatías incipientes vinculadas con obesidad y síndrome metabólico.
- Destacar el fortalecimiento de las estrategias y/o programas de salud renal que articulen las intervenciones extramurales con el acercamiento a los establecimientos de salud que refuerzan cuidado renal necesario en características de síndrome metabólico

Recomendación de la OMS:

- Priorizar la prevención de enfermedades renales mediante el control de la hipertensión, la diabetes y la obesidad (45)

Estrategias:

- Promover el uso de medicina complementaria con el abastecimiento de insumos institucionales a través de los servicios de Medicina Complementaria de los Hospitales de Essalud, que vayan de la mano con el consumo de infusiones tradicionales de plantas como la chancapiedra y el achiote, reconocidas por su efecto protector renal.
- Establecer clínicas renales comunitarias, con la implementación de equipos especializados de recursos humanos que mantengan una detección temprana de complicaciones y/o tratamientos de acuerdo a protocolos y flujogramas de atención.
- Integrar herramientas diagnósticas como la estimación de la tasa de filtración glomerular (TFG) con equipos actualizados y/o herramientas estandarizadas y la detección de microalbuminuria en pacientes de alto riesgo, mediante técnicas como la inmunoturbidimetría e inmunofelometría, métodos cuantitativos que fortalecen la investigación institucional y participativa con instituciones de formación profesional.

Articulación de marco y micro procesos institucionales y formación de GAMS

Para garantizar la sostenibilidad y efectividad de estas estrategias, se requiere una Gestión Articulada Multisectorial en Salud (GAMS) que involucre:

- Nivel estratégico y Nacional- Gobiernos locales y regionales: Financiar programas de salud comunitaria basados en recursos naturales locales.
- Apoyar proyectos de reforestación con especies nativas para garantizar un suministro sostenible de alimentos funcionales.
- Propuesta de articulación de nivel operativo y comunitario: Identificación de grupos de riesgo con seguimiento personalizado, usando técnicas de telemedicina y monitoreo remoto.
- Colaboración con universidades internacionales, como la University of British Columbia (Vancouver), en la investigación de compuestos bioactivos regionales característicos de las regiones ejemplificando en nuestra región como el estudio de especies presentes beneficiosas en síndrome metabólico como el sacha inchi y el camu camu.

Revaloración e investigación articulada con comunidades indígenas:

- Incorporar el conocimiento ancestral de las comunidades Awajún en los programas de prevención y manejo de enfermedades metabólicas proponiendo temáticas de investigación y fomentando la colaboración de proyectos de intervención e investigación en campo.

Desarrollar alianzas de intervención conjuntamente con el sector privado:

- Fomentar la creación de microempresas dedicadas al procesamiento de productos locales como aceites, polvos de camu camu y suplementos funcionales.

- Aprovechamiento de los recursos naturales de la región Amazonas
- Proponer investigación, aprovechamiento y procesamiento de recursos naturales como:
  - Sacha inchi: Rico en omega-3 y antioxidantes; mejora el perfil lipídico y reduce la inflamación hepática.
  - Camu camu: Alto en vitamina C y compuestos fenólicos, con efectos antioxidantes y hepatoprotectores.
  - Aguaje: Promueve la regeneración celular y es rico en vitamina A.

Dentro de las posibles estrategias regionales podemos proponer:

- Creación de un centro de procesamiento local para transformar estos recursos en alimentos funcionales exportables.
- Incorporación de estos productos en programas nutricionales de hospitales y centros de atención primaria.

Capítulo 7
El cuidado de enfermería: impacto en la salud pública frente al Síndrome metabólico y las enfermedades crónicas en el Perú

El síndrome metabólico (SM) y las enfermedades crónicas no transmisibles (ECNT) son desafíos significativos para la salud pública en el Perú. La prevalencia de estos trastornos, gracias a la epidemiologia, sistemas de notificación y registro, se ven incrementados en las últimas décadas, condicionando la calidad de vida de la población y las generaciones, evidenciando la generación de carga considerable para el sistema de salud. En este contexto, el rol del personal de enfermería es decisivo para la prevención mediante la reducción del riesgo, salud, bienestar, así como el manejo y la educación con empoderamiento de las comunidades mediante la adopción de prácticas saludables y toma de decisiones relacionadas con estas condiciones. Este capítulo aborda la situación actual del SM y las ECNT en el Perú, destacando la importancia del cuidado de enfermería y su relación con la formación profesional y las teorías de enfermería en un contexto transcultural.

Panorama Actual del Síndrome Metabólico y Enfermedades Crónicas en el Perú

El SM se caracteriza por la presencia conjunta de factores de riesgo como obesidad abdominal, hiperglucemia, dislipidemia e hipertensión arterial, aumentando el riesgo de desarrollar diabetes tipo 2 y enfermedades cardiovasculares. Estudios recientes indican que la prevalencia del SM en adultos peruanos es alarmante. Por ejemplo, un análisis transversal de una encuesta nacional de salud reportó una prevalencia del 46% según los criterios NCEP ATP III y del 57 % según la Federación Internacional de Diabetes (46). Estos hallazgos subrayan la necesidad de intervenciones efectivas para abordar este problema de salud pública.

Además, las ECNT, incluyendo enfermedades cardiovasculares, diabetes y enfermedades respiratorias crónicas, son responsables de una proporción significativa de la morbilidad y mortalidad en el país. Según la Organización Mundial de la Salud, en 2021, las ECNT causaron al menos 43 millones de muertes a nivel mundial, representando el 75 % de las muertes no relacionadas con pandemias (47).

A pesar de los esfuerzos y avances mencionados, persisten desafíos significativos en la lucha contra las ECNT en el Perú. La alta prevalencia de sobrepeso y obesidad, que afecta a más del 60% de la población adulta, indica que las estrategias implementadas hasta la fecha no han sido completamente efectivas. Es necesario fortalecer las políticas públicas, promover entornos saludables y garantizar un acceso equitativo a servicios de salud de calidad para abordar de manera más efectiva estas problemáticas.

Aunque no se dispone de datos específicos para el Perú en 2025, es razonable inferir que las ECNT continúan siendo una carga considerable para la salud pública peruana, Para combatir el sobrepeso y la obesidad, el Minsa aprobó en 2022 el «Plan

Nacional de Prevención y Control del Sobrepeso y Obesidad en el contexto de la COVID-19». Este plan incluye líneas de acción como la adecuación de los establecimientos de salud y la atención y control de personas con estas condiciones (48).

Asimismo, se desarrolló el documento técnico «Abordaje nutricional para la prevención y control del sobrepeso y la obesidad tipo I», que establece criterios técnicos para mejorar el estado de salud de la población afectada.

El rol del cuidado de enfermería en la salud pública:

El personal de enfermería desempeña un papel fundamental en la prevención y manejo del SM y las ECNT. Sus funciones incluyen la promoción de estilos de vida saludables, la educación al paciente, la detección temprana de factores de riesgo y la gestión integral del cuidado. Intervenciones de enfermería bien diseñadas pueden conducir a mejoras significativas en los indicadores de salud y a la reducción de complicaciones asociadas con estas condiciones.

Un estudio realizado en comedores populares de Lima encontró una prevalencia del SM del 40,1 %, con mayor incidencia en mujeres (30,4 %) que en hombres (24 %) (49).

Este contexto resalta la importancia de las intervenciones de enfermería en comunidades vulnerables, donde la educación nutricional mediante el aprendizaje vivencial con enfoque social y comunitario, y la promoción de actividad física monitorizada como la metodología del «aprender haciendo», transforman las estrategias de seguimiento en sistemas de oportunidades de valoración de estado de salud individual y colectiva, esenciales para mitigar los factores de riesgo.

Formación profesional y aplicación de teorías de enfermería:

La formación académica de los profesionales de enfermería en el Perú debe estar alineada con las necesidades de salud pública del país. Incorporar en el currículo educativo el estudio mediante acciones concretas y sostenibles, así como la aplicación de teorías de enfermería, operacionalizando las estrategias en cada nivel de atención, logrando articular el esfuerzo interdisciplinario de todos los profesionales del sector salud; desarrollando en cada uno de ellos un enfoque holístico y culturalmente competente en el cuidado del paciente.

Considerando la literatura *Modelos y teorías en enfermería*" de Martha Raile Alligood, la cual ofrece una visión exhaustiva de las principales teorías que han dado forma a la práctica de la enfermería (50).

Es necesario mencionar la teoría del cuidado transcultural de Madeleine Leininger, en la que se enfatiza la importancia de comprender las diferencias culturales en las prácticas de salud, lo cual es particularmente relevante en un país multicultural como el Perú. Al aplicar esta teoría nos permite a los enfermeros diseñar intervenciones que respeten y se adapten a las creencias y prácticas culturales de los pacientes, mejorando así la adherencia y eficacia de los tratamientos, entendiendo, además, las competencias del cuidado con enfoque inclusivo, culturalmente competente y adaptado a poblaciones vulnerables de nuestro país.

Metaparadigma de la enfermería en el contexto peruano:

El lograr disminuir la brecha en el acceso a los servicios de la salud, promoviendo la inclusión y la equidad en la salud pública, promoviendo el dialogo intercultural y la aceptación de los cambios en el estilo de vida, permitiendo intervenciones efectivas, inclusivas y adaptadas a la diversidad cultural, transformando el metaparadigma de la enfermería transcultural en cuatro conceptos centrales: persona, entorno, salud y enfermería. En el contexto peruano, es esencial considerar cómo estos elementos interactúan dentro de una sociedad diversa y en constante cambio.

Persona:

Reconocer al individuo no solo como un ser biológico, sino también como un ente cultural y social, cuyas creencias y valores influyen en su percepción y manejo de la salud.

- Entorno: El entorno incluye factores geográficos, económicos y culturales que afectan la salud. En el Perú, la variabilidad entre regiones costeras, andinas y amazónicas implica desafíos únicos en la prestación de cuidados de salud.
- Salud: La salud se entiende como un estado de bienestar integral. Las enfermeras deben abordar no solo los aspectos físicos de las enfermedades, sino también los emocionales y sociales, considerando cómo las prácticas culturales pueden influir en la salud.
- Enfermería: La práctica de la enfermería debe basarse en conocimientos científicos y estar informada por teorías que guíen la práctica hacia un cuidado centrado en el paciente y culturalmente competente.

Modelo de competencia cultural en la autogestión de enfermedades crónicas:

Desarrollado por un grupo de investigadores en el campo de la enfermería transcultural.

El modelo propone que la competencia cultural de los profesionales de la salud de enfermería es crucial para fomentar la autogestión efectiva en pacientes con enfermedades crónicas no transmisibles. La interacción culturalmente competente entre enfermeros y pacientes mejora la adherencia al tratamiento y los resultados de salud. El modelo destaca la identidad individual y social del profesional de enfermería, las resistencias a la diversidad cultural y la competencia cultural como factores clave en la autogestión del paciente (51).

Teoría del cuidado centrado en la persona para enfermedades crónicas:

Propuesta por expertos en enfermería de salud pública y atención primaria.

Enfatizan la necesidad de un enfoque holístico y personalizado en el cuidado de pacientes con enfermedades crónicas. Se centra en la colaboración activa entre el paciente y el profesional de enfermería para desarrollar planes de cuidado que consideren las necesidades físicas, emocionales y sociales del individuo. La teoría promueve la educación del paciente y la toma de decisiones compartida como pilares fundamentales para mejorar la calidad de vida y los resultados en salud (52).

Teoría de la integración de tecnología en el cuidado de enfermería:

Planteado por investigadores en el campo de la salud digital y la enfermería tecnológica.

La propuesta de esta teoría aborda la incorporación de tecnologías emergentes, como dispositivos portátiles (wearables), aplicaciones móviles de salud (*mHealth*) e inteligencia artificial, en la práctica de enfermería para el manejo de enfermedades crónicas. Se enfoca en cómo estas herramientas pueden mejorar el monitoreo continuo, la adherencia al tratamiento y la educación del paciente, permitiendo una atención más proactiva y personalizada. Además, destaca la necesidad de que los profesionales de enfermería desarrollen competencias digitales para integrar eficazmente estas tecnologías en su práctica diaria (53).

Conclusión

El aumento del SM y las ECNT en el Perú, anticipa la necesidad de una respuesta integral en la que el personal profesional de enfermería, desempeñando un papel central, naciendo la respuesta mediante una formación académica sólida y la aplicación de teorías de enfermería adaptadas al contexto transcultural peruano, los enfermeros pueden implementar intervenciones efectivas que aborden los factores de riesgo y promuevan estilos de vida saludables.

Las crecientes teorías reflejan la evolución y adaptación de la práctica de enfermería frente a los desafíos que presentan las enfermedades crónicas, enfatizando enfoques interdisciplinarios culturalmente competentes, centrados en la persona, integradores de tecnología y coordinados por profesionales altamente capacitados, el andamiaje de este enfoque no solo mejorará la salud individual de los pacientes, sino que también contribuirá significativamente en la formación profesional de los futuros profesionales que contribuirán a la salud pública de nuestro país.

Referencias bibliográficas

1. Horvath A, Zukauskaite K, Hazia O, Balazs I, Stadlbauer V. Human gut microbiome: Therapeutic opportunities for metabolic syndrome—Hype or hope? Endocrinol Diabetes Metab. 2024;7(1):1–32.

2. Pálsson R; UDP. Cardiovascular Complications of Diabetic Kidney Disease. Adv Chronic Kidney Dis. 2014;21(3):273–80.
3. Rangaswami J, Bhalla V, Blair JEA, Chang TI, Costa S, Lentine KL, et al. Cardiorenal Syndrome: Classification, Pathophysiology, Diagnosis, and Treatment Strategies: A Scientific Statement From the American Heart Association. Vol. 139, Circulation. 2019. 840–878 p.
4. Shah AD, Langenberg C, Rapsomaniki E, Denaxas S, Pujades-Rodriguez M, Gale CP, et al. Type 2 diabetes and incidence of cardiovascular diseases: A cohort study in 1·9 million people. Lancet Diabetes Endocrinol. 2015;3(2):105–13.
5. Laclaustra M, Corella D, Ordovas JM. Metabolic syndrome pathophysiology: The role of adipose tissue. Nutr Metab Cardiovasc Dis. 2007;17(2):125–39.
6. Todosenko N, Khaziakhmatova O, Malashchenko V, Yurova K, Bograya M, Beletskaya M, et al. Mitochondrial Dysfunction Associated with mtDNA in Metabolic Syndrome and Obesity. Int J Mol Sci. 2023;24(15).
7. Aron-Wisnewsky J, Warmbrunn M V., Nieuwdorp M, Clément K. Metabolism and Metabolic Disorders and the Microbiome: The Intestinal Microbiota Associated With Obesity, Lipid Metabolism, and Metabolic Health—Pathophysiology and Therapeutic Strategies. Gastroenterology [Internet]. 2021;160(2):573–99.Disponible en: https://doi.org/10.1053/j.gastro.2020.10.057
8. Canal Salud [Internet]. ¿Cuánta energía consumimos al hacer deporte? 2025 [cited 2025 Jan 28]. Disponible en: https://canalsalud.imq.es/blog/consumo-de-energia-y-deporte
9. Koenen MMA., , Paul Cohen JRS. Obesity, Adipose Tissue and Vascular Dysfunction. Physiol Behav. 2017;176(1):100–106.
10. Salgado, J; Ochoa, C; Meneses E. Manejo clínico de la obesidad. Intersistemas, editor. 2024.
11. American Association of Clinical Endocrinology [Internet]. All About Nutrition and Obesity. [cited 2025 Jan 28].

Disponible en: https://www.aace.com/disease-and-conditions/nutrition-and-obesity

12. Gebrayel P, Nicco C, Al Khodor S, Bilinski J, Caselli E, Comelli EM, et al. Microbiota medicine: towards clinical revolution. J Transl Med [Internet]. 2022;20(1):1–20. Disponible en: https://doi.org/10.1186/s12967-022-03296-9
13. Ordunez P, Campbell NRC, Giraldo Arcila GP, Angell SY, Lombardi C, Brettler JW, et al. HEARTS en las Américas: innovaciones para mejorar el manejo de la hipertensión y del riesgo cardiovascular en la atención primaria. Rev Panam Salud Pública. 2022;46:1.
14. Unidas O de las N, editor. Objetivo 3- Salud y Bienestar. Suiza- Ginebra. In 2020. Disponible en: https://www.un.org/sustainabledevelopment/es/health/
15. Unidas O de las N, editor. Objetivo 3- Salud y Bienestar. Ginebra. In 2017. Disponible en: https://www.un.org/sustainabledevelopment/es/health/
16. Gabriela M, D´angelo B, Actis AM, Resumen DO. Hígado graso no alcohólico: una entidad cada vez más frecuente y de pronóstico incierto. Rev Gastroenterol del Perú [Internet]. 2009;29(1):44–50. Disponible en: http://www.scielo.org.pe/scielo.php?script=sci_arttext&pid=S1022-51292009000100007&lng=es&nrm=iso&tlng=es%0Ahttp://www.scielo.org.pe/scielo.php?script=sci_abstract&pid=S1022-51292009000100007&lng=es&nrm=iso&tlng=es
17. Guthold, R., Gretchen, A., Riley, L., C Bul F. Worldwide trends in insufficient physical activity from 2001 to 2016: a pooled analysis of 358 population-based surveys with 1·9 million participants. Lancet Glob Heal [Internet]. 2018;10(18). Disponible en: http://dx.doi.org/10.1016/ S2214-109X(18)30357-7
18. López-Velázquez J, Silva-Vidal K, Ponciano-Rodríguez G, Chávez-Tapia N, Arrese M UM. The prevalence of nonalcoholic fatty liver disease in the Americas. Ann Hepatol. 2014;13(2):166–78.

19. Tagle A. M, Poggi M. L, Ferrari G. N, Siu G. H, Aguinagac M, Luna C. E, et al. Hallazgos Clínicos, Bioquímicos y de Histología Hepática en Adultos Peruanos con sobrepeso y obesos: Primer Estudio Prospectivo Nacional. Rev gastroenterol Perú [Internet]. 2008;28(4):323–31.Disponible en: http://www.scielo.org.pe/pdf/rgp/v28n4/a02v28n4.pdf.
20. Cárdenas Quintana H, Sanchez Abanto J, Roldan Arbieto L MTF. Prevalencia del síndrome metabólico en personas a partir de los 20 años en Perú. Rev Esp Salud Publica. 2009;83(2):257–65.
21. Bustíos C, Dávalos M, Román R. Caracteristicas epidemiológicas y clínicas de la cirrosis hepática en la Unidad de Higado del HNERM Es-Salud. Rev Gastroenterol Perú [Internet]. 2007;238–45. Disponible en: http://www.scielo.org.pe/scielo.php?pid=S1022-51292007000300003&script=sci_arttext
22. García R. Factores de riesgo y comorbilidades de la obesidad infanto-juvenil en el área de la Mariña de Lug [Internet]. Universidade de Santiago de Compostela; 2016. Disponible en: https://dialnet.unirioja.es/servlet/tesis?codigo=128924
23. Sahuquillo, A., Solera, A., Rodríguez J., Celada, J., Loreto, A. & Tárraga P. Esteatosis hepática no alcohólica y factores de riesgo cardiovascular en atención primaria. Rev Madrid Cardiol [Internet]. 2016;1:368–75. Disponible en: http://www.scielo.org.co/pdf/rcg/v31n4/v31n4a07.pdf
24. Cortes, J., Costa, P., .Guerra, D., Candela., M., Cortés M. Estudio descriptivo de la esteatosis hepática y la morbilidad asociada en atención primaria, medicina de familia, España. 2018; Disponible en: https://doi.org/10.1016/j.semerg.2020.01.003
25. Ullah R, Rauf N, Nabi G, Ullah H, Shen Y, Zhou YD, et al. Role of nutrition in the pathogenesis and prevention of non-alcoholic fatty liver disease: Recent updates. Int J Biol Sci. 2019;15(2):265–76.

26. Culquimboz C. Prevalencia de síndrome metabólico y factores de riesgo asociados en trabajadores de ESSALUD Chachapoyas. Artículo Perú. 2019;1(1):1–65.
27. Supo J. Seminarios de Investigación Científica: Metodología de la investigación para las ciencias de la salud. Editorial. Universitaria E, editor. 2016.
28. Bernal C. Metodología de la Investigación. Administración, economía, humanidades y ciencias sociales. Pearson. 2016.
29. Cabezas M., E. Andrade N, D., Torres S J. Introduccion a la metodologia de la investigacion investigacion. Universidad de las Fuerzas Armadas. 2018;
30. Base de datos. Informe operacional. Ministerio. 2019.
31. Hernández, R., Fernández, C y Baptista P. Metodología de la investigación [Internet]. McGraw.Hil. México; 2014. Disponible en: http://observatorio.epacartagena.gov.co/wp-content/uploads/2017/08/metodologia-de-la-investigacion-sexta-edicion.compressed.pdf
32. Carrasco S. Metodología de la investigación científica. San Marcos.
33. Flores, E. MMVM. El protocolo de investigacion VI. como elegir la prueba estadistica adecuada. Esadistica inferencial. Rev Alerg. 64(3):364–70.
34. Mojgan, N., Gholamreza, A., Parastoo, G., Maryam, M., Saeideh, S., Arman A. Effect of lifestyle modification education based on health belief model in overweight/obese patients with non-alcoholic fatty liver disease: A parallel randomized controlled clinical trial. Scient Direct. Clin Nutr Espen [Internet]. 2020;38(1):236–41. Disponible en: https:doi.org/10.1016/j.clnesp.2020.04.004
35. Vigotsky L. El desarrollo de los procesos psicológicos superiores. Ed. crítica. In p. 7–2015.
36. Lane, H. G., Deitch, R., Wang, Y., Black, M. M., Dunton, G. F., Aldoory, L., Turner, L., Parker, E. A., Henley, S. C., Saksvig, B., Song, H. J., & Hager ER. "Wellness Champions for Change," a

multi-level intervention to improve school-level implementation of local wellness policies: Study protocol for a cluster randomized trial. Contemp Clin Trials [Internet]. 2018;75:29–39. Disponible en: https://doi.org/10.1016/j.cct.2018.10.008

37. Luz, J., Pessa, S., Luz, R., & Schenatto F. Implicações do ambiente, condições e organização do trabalho na saúde do professor: uma revisão sistemática. Cien Saude Colet [Internet]. 2019;24(42):4621–4632. Disponible en: https://doi.org/10.1590/1413-812320182412.26352017
38. Constanza, R., Fisher, B., Ali, S., Beer, C., Bond, L., Boumans, R., ... & Gayer DE. Quality of life: An approach integrating opportunities, human needs, and subjective well-being. Ecol Econ [Internet]. 2007;61(2):267–76. Disponible en: https://www.sciencedirect.com/science/article/abs/pii/S0921800906000966
39. Castro A. Economía, salud, desarrollo humano e innovación en el desarrollo sustentable. 2018;3(1):1–9. Disponible en: http://conocimientoglobal.org/revista/index.php/cglobal/article/view/2
40. Abeysekera KWM, Fernandes GS, Hammerton G, Portal AJ, Gordon FH, Heron J, et al. Prevalence of steatosis and fibrosis in young adults in the UK: a population-based study. Lancet Gastroenterol Hepatol [Internet]. 2020;5(3):295–305. Disponible en: http://dx.doi.org/10.1016/S2468-1253(19)30419-4
41. Caballero N. Efectividad del programa Educativo "Vida Saludable" en el cambio de Estilos de vida de Pacientes con Síndrome Metabólico. Hospital I Cono Sur Essalud-Nuevo Chimbote. 2015. 2016; Disponible en: http://repositorio.uns.edu.pe/bitstream/handle/UNS/2876/42878.pdf?sequence=1&isAllowed=y
42. World Health Organization. Healthy diet. Geneva; 2023.
43. World Health Organization. Prevention of noncommunicable diseases through behavioral interventions. Geneva; 2023.

44. World Health Organization. Global action plan on physical activity 2018–2030. Geneva; 2022.
45. Organization WH. Guidelines on the management of diabetes and associated complications. Geneva; 2021.
46. Gonzales GF, Gonzales-Castañeda C. Síndrome metabólico en el Perú: Análisis de una encuesta nacional de salud. Rev Cuerpo Med HNAAA. 2023;16(2):127-136.
47. Organización Mundial de la Salud. Enfermedades no transmisibles [Internet]. [citado 17 de febrero de 2025]. Disponible en: https://www.who.int/es/news-room/fact-sheets/detail/noncommunicable-diseases
48. Ministerio de Salud del Perú. Minsa aprueba Plan Nacional de Prevención y Control del Sobrepeso y Obesidad en el contexto de la COVID-19. Disponible en: https://www.gob.pe/institucion/minsa/noticias/588082-minsa-aprueba-plan-nacional-de-prevencion-y-control-del-sobrepeso-y-obesidad-en-el-contexto-de-la-covid-19
49. Adams KJ, Chirinos JL. Prevalencia de factores de riesgo para síndrome metabólico y sus componentes en usuarios de comedores populares en un distrito de Lima, Perú. Revista Peruana de Medicina Experimental y Salud Pública. 5 de abril de 2018;39-45.
50. Pokomy ME. Teorías en enfermería de importancia histórica. En: Raile Alligood M, Rodríguez Monforte M. Modelos y teorías en enfermería [Internet]. 7ª ed. Barcelona: Elsevier; 2018 [citado 7 de mayo de 2019]. p. 50-68. Disponible en: https://www.elsevierelibrary.es/product/modelos-y-teoras-en-enfermera
51. Gonzales Escobar DS. Teorías de enfermería para el abordaje del cuidado de personas en situación de enfermedad crónica. ResearchGate [Internet]. 22 de octubre de 2024 [citado 17 de febrero de 2025]; Disponible en: https://www.researchgate.net/publication/28205313_Teorias_de_enfermeria_para_el_abordaje_del_cuidado_de_personas_en_situacion_de_enfermedad_cronica

52. Stewart D, Schober M, Catton H. Enfermería y atención primaria de salud. Hacia la consecución de la cobertura sanitaria universal. Un documento de debate. Consejo Internacional de Enfermeras. [Internet]. 7ª ed. Geneva, Suiza; 2024 [citado 7 de febrero de 2025]. p. 01-66. Disponible en: https://www.icn.ch/es/recursos/publicaciones-e-informes/enfermeria-y-atencion-primaria-de-salud-hacia-la-consecucion-de
53. Espín Arguello Adriana del Pilar, Mas Camacho María Rosa, Rea Guamán Mery Rocío, López Paredes Silvana Ximena. Tecnología aplicada al cuidado de enfermería: wereables, apps y robótica. RCIM [Internet]. 2023 Jun [citado 2025 Feb 17] ; 15(1): . Disponible en: http://scielo.sld.cu/scielo.php?script=sci_arttext&pid=S1684-18592023000100014&lng=es. Epub 01-Jun-2023.

Anexos

ANEXO 1. Matriz de respuestas de los profesionales consultados sobre los instrumentos de medición (juicio de expertos)

ITEM	EXPERTOS*					TOTAL
	1	2	3	4	5	
01	1	1	1	1	1	**5**
02	1	1	1	1	1	**5**
03	1	1	1	1	1	**5**
04	1	1	1	1	1	**5**
05	1	1	1	1	1	**5**
06	1	1	1	1	1	**5**
07	1	1	1	1	1	**5**
08	1	1	1	1	1	**5**
09	1	1	1	1	1	**5**
10	1	1	1	1	1	**5**
11	1	1	1	1	1	**5**
12	1	1	1	1	1	**5**
13	1	1	1	1	1	**5**
14	1	1	1	1	1	**5**
15	1	1	1	1	1	**5**
16	1	1	1	1	1	**5**
17	1	0	1	1	0	**3**
18	1	1	1	1	1	**5**
19	1	0	0	0	0	**1**
20	1	0	0	0	0	**1**

ANEXO 2. Evaluación de la validez de los instrumentos de medición

ITEM EVAL.	JUECES EXPERTOS				P VALOR ≤α	SIGNIFIC. ESTAD.
	ADECUADO		INADECUADO			
	N°	%	N°	%		
1	5	100	0	0	0.03125	*
2	5	100	0	0	0.03125	*
3	5	100	0	0	0.03125	*
4	5	100	0	0	0.03125	*
5	5	100	0	0	0.03125	*
6	5	100	0	0	0.03125	*
7	5	100	0	0	0.03125	*
8	5	100	0	0	0.03125	*
9	5	100	0	0	0.03125	*
10	5	100	0	0	0.03125	*
11	5	100	0	0	0.03125	*
12	5	100	0	0	0.03125	*
13	5	100	0	0	0.03125	*
14	5	100	0	0	0.03125	*
15	5	100	0	0	0.03125	*
16	5	100	0	0	0.03125	*
17	3	60	1	15	0.09375	---
18	5	100	0	0	0.03125	*
19	1	20	1	5	0.21875	---
20	1	20	1	5	0.21875	---
TOTAL	**90**	**98**	**3**	**2**	**10.625**	

Fuente: Apreciación de los expertos

* Significativa (P < 0.05)

** Altamente significativa (P < 0.01)

Para decidir si el instrumento es adecuado o no, se igualó el VC (Valor calculado) al VT (Valor teórico) el mismo que indica que:

- Hipótesis Alterna = Instrumento adecuado para su aplicación = VC > VT
- Hipótesis Nula = Instrumento no es adecuado para su aplicación = VC < VT

En este caso el VC = 10.625 este valor es mayor que el VT = 1.6449

Por lo tanto, con este resultado se indica que el instrumento es adecuado para su aplicación.

Siendo validado por los expertos:

- Dr. Edwin Gonzales Paco
  Docente Principal FACISA- Doctor en Ciencias en Enfermería.
- Dr. Julio Mariano Chávez Milla
  Docente Asociado FACISA- Doctor en Ciencias Biológicas.
- Dr. Rosa Irma Díaz Manchay
  Docente UCSTM- Doctor en Ciencias en Enfermería.
- Dr. Elias A. Torres Armas
  Docente Principal FASEA - Doctor en Planificación y Gestión.
- Dr. Óscar Enrique Torres Quiróz
  CMP 20378- Especialista en Cirugía General.

ANEXO 3. La confiabilidad

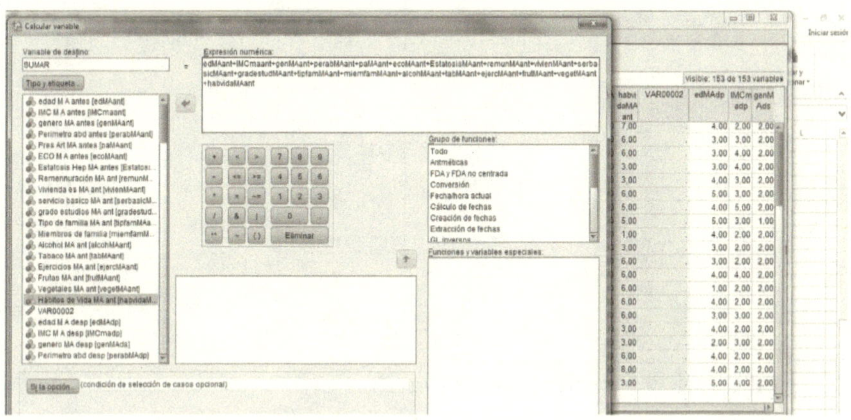

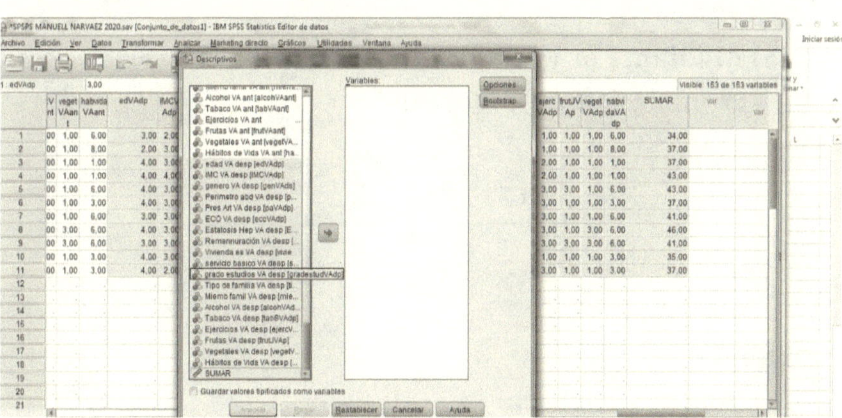

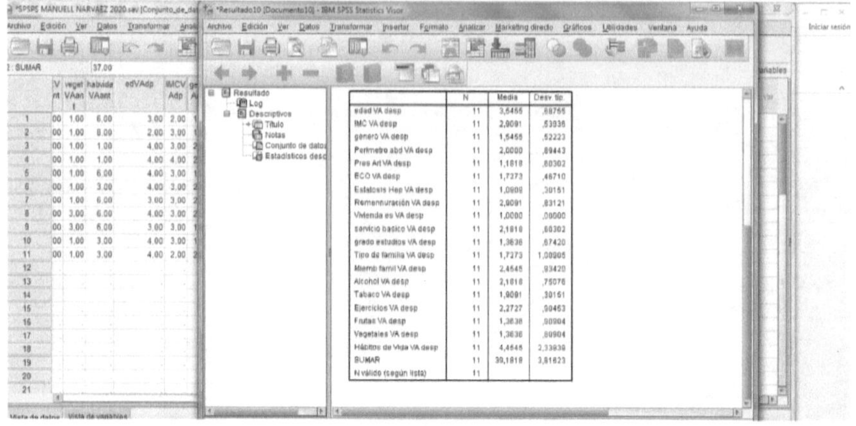

	N	Media	Desv. tip.
edad VA desp	11	3,5455	,68765
IMC VA desp	11	2,9091	,53936
genero VA desp	11	1,5455	,52223
Perimetro abd VA desp	11	2,0000	,89443
Pres Art VA desp	11	1,1818	,60302
ECO VA desp	11	1,7273	,46710
Estatosis Hep VA desp	11	1,0909	,30151
Remennuración VA desp	11	2,9091	,83121
Vivienda es VA desp	11	1,0000	,00000
servicio basico VA desp	11	2,1818	,60302
grado estudios VA desp	11	1,3636	,67420
Tipo de familia VA desp	11	1,7273	1,00905
Miemb famil VA desp	11	2,4545	,93420
Alcohol VA desp	11	2,1818	,75076
Tabaco VA desp	11	1,9091	,30151
Ejercicios VA desp	11	2,2727	,90453
Frutas VA desp	11	1,3636	,80904
Vegetales VA desp	11	1,3636	,80904
Hábitos de Vida VA desp	11	4,4545	2,33939
SUMAR	11	39,1818	3,81623
N válido (según lista)	11		

Existen dos formas de calcularlo:

a) Mediante la Varianza de los ítems

b) Mediante la matriz de correlación

a) Mediante la Varianza de los ítems

Formula Alfa de Cronbach

$$\alpha = \frac{k}{k-1}\left[1 - \frac{\sum S_{iS}^2}{S_T^2}\right]$$

Donde:

α = Alfa de Cronbach.

K = Número de ítems.

Vi = Varianza de cada ítems.

Vt = Varianza total.

α = 11/ 10 [1 - 3.816 / 13.98115]

α = 1.1 [0.72706] =

α = 0.799767

Ahora aplicando la fórmula de Spearman Brow para hallar la máxima confiabilidad

MAXIMA CONFIABILIDAD:

Expresa el máximo valor calculado de la confiabilidad.

$$Rip = \frac{2\,(r\,ip)}{1 + r\,ip} = \text{Spearman Brown}$$

Rip = 2 (0.799767) / 1 +0.799767
Rip = 0.8887

CRITERIO DE CONFIABILIDAD; VALORES

No es confiable : 1 a 0
Baja confiabilidad : 0.01 a 0.49
Moderada confiabilidad : 0.5 a 0.75
Fuerte confiabilidad : 0.76 a 0.89
Alta confiabilidad : 0.9 a 1

ANEXO 4. Prueba de normalidad de datos

Hipótesis	Prueba Estadística	Nivel de significancia	Valor de p	Decisión	Conclusión
Los datos de la variable Esteatosis hepática antes del programa tiene una distribución normal	Kolmogorov Smirnov	0,05	0,001	Se rechaza	Los datos no siguen una distribución normal

Fuente: Ficha de recolección de datos.

Flores et al. (30), indican que estos contrastes permiten comprobar si hay diferencias entre las distribuciones de dos poblaciones a partir de dos muestras dependientes o relacionadas; es decir, tales que cada elemento de una muestra está emparejado con un elemento de la otra, de tal forma que los componentes de cada pareja se parezcan entre sí lo más posible por lo que hace referencia a un conjunto de características que se consideran relevantes.

ANEXO 5. Factor biológico antes y después del programa en trabajadores de instituciones básicas Chachapoyas, 2019

Factor Biológico	Pre test n°	Pre test %	Pos test n°	Pos test %
Malo	0	0	0	0
Regular	71	84,5	36	42,9
Bueno	13	15,5	48	57,1
Total	84	100	84	100

X² = 2,457 gl = 1 p = 0,002

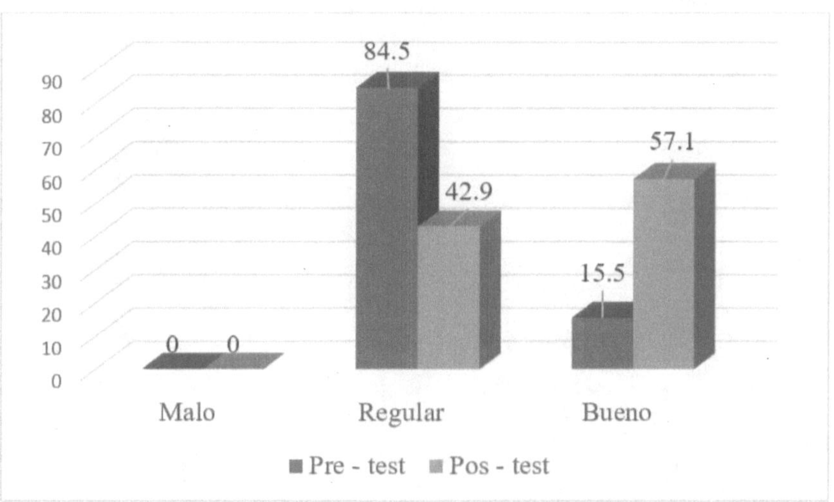

Figura 8: *Factor biológico antes y después del programa en trabajadores de instituciones básicas de nivel secundario*

Anteriormente se observa que, antes del programa, la situación biológica de los docentes de educación básica regular estaba ubicada en un 84,5 % (71) en la categoría «regular» y en un 15,5 % (13) en la categoría «buena». Después del programa, el 42,9 % (36) de los docentes se ubicaron en la categoría «regular» y el 57,1 % (7) en la categoría «buena».

ANEXO 6. Factores de riesgo que puedan dar origen a la esteatosis hepática antes y después del programa en trabajadores de instituciones básica, Chachapoyas, 2019

Hábitos	Pretest		Postest	
	n°	%	n°	%
Inadecuados	1	1.2		0
Regulares	49	58.3	8	9.5
Adecuados	34	40.5	76	90.5
Total	84	100	84	100

$X^2 = 14{,}368$ gl = 2 p = 0.001

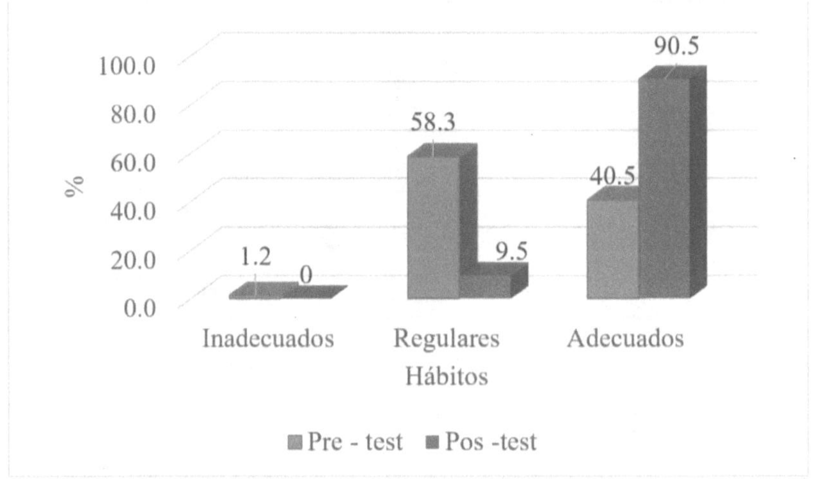

Figura 9: *Factores de riesgo que puedan dar origen a la esteatosis hepática antes y después del programa en trabajadores de instituciones básica, Chachapoyas, 2019*

Se observa que, antes de la aplicación del estímulo en la práctica de hábitos, el 1,2 % (1) de los docentes de educación básica regular fueron clasificados como «inadecuados», el 58,3 % (49)

como «regulares» y el 40,5 % (34) como «adecuados». Después del programa Reforma de vida, el 9,5 % (8) fueron clasificados como «regulares» y el 90,5 % (76) como «adecuados».

ANEXO 7

Situación económica	Pretest			Posttest			Valor de Chi-Cuadrado	G.L.	Significancia
	Bajo	Medio	Alto	Bajo	Medio	Alto			
Situación laboral	0	6	78	0	6	78	84,0	1	0,000 (**)
Remuneración	25	55	4	25	55	4	504,0	36	0,000 (**)
Tipo de vivienda	0	4	80	0	4	80	168,0	4	0,000 (**)
Condición de la vivienda	4	2	78	4	2	78	252,0	9	0,000 (**)
Serv. básicos	17	7	60	17	7	60	252,0	9	0,000 (**)
Tiene crédito bancario	33	1	50	33	1	50	336,0	16	0,000 (**)
Grado de estudio	40	28	16	40	28	16	252,0	9	0,000 (**)

**** Altamente significativo (1% nivel de significancia)**

En la tabla 5, se observa que **p = 0,000 < 0,05 p = 0,000 < 0,05 p = 0,000 < 0,05**, lo que permite rechazar H0H_0H0, mostrando que existe una relación entre la situación laboral antes y después con un 95 % de confianza. Asimismo, concluye que existe relación entre la remuneración antes y después con un 95 % de confianza. Por otro lado, indica que existe relación entre el tipo de vivienda antes y después con un 95 % de confianza. De igual forma, demuestra que existe relación entre la condición de vivienda antes y después con un 95 % de confianza. Además, confirma que existe relación entre los servicios básicos antes y después con un 95 % de confianza. Por último, señala una relación entre la tenencia de crédito bancario y el grado de estudio antes y después con un 95 % de confianza.

ANEXO 8. Propuesta de la teoría del cuidado cósmico arco iris

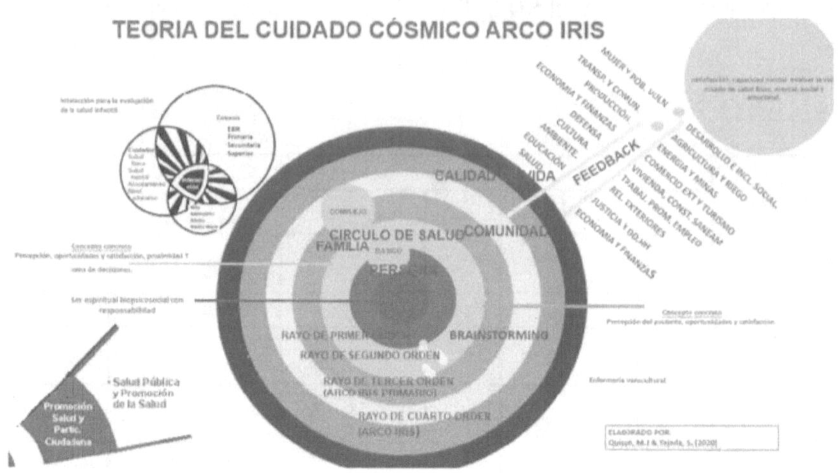

La propuesta de enfoque integral y holístico e cuidado de la salud, considera al ser humano como un ser Biopsicosocial inmerso en círculos interconectados que abarcan desde la familia, la comunidad y el entorno sociopolítico, proponiendo una estrategia para mejorar la atención en salud mediante la integración e interacción de diversos actores y niveles de intervención.

La persona es la imagen del núcleo de la estrategia y su bienestar de la misma mantiene dependencia del equilibrio biopsicosocial.

Enfatiza el fortalecimiento de programas de promoción de la salud, educación sanitaria y el autocuidado, con énfasis en la prevención del síndrome metabólico y las enfermedades crónicas.

La familia y la comunidad es la red de apoyo acentuando el meso nivel de esta teoría donde juegan un papel clave en la promoción de la salud con la responsabilidad que involucra la constitución y participación de la misma con el empoderamiento de cada una de ellas.

La generación de grupos de apoyo mutuo en comunidades rurales y urbanas fomentan la comunicación dialogo y el modelo conductual positivamente en el cuidado de la salud individual y colectiva.

Las políticas públicas y la articulación Interinstitucional que es el macro nivel, visualiza la necesidad de coordinación intersectorial entre salud, educación, economía, justica como principales actores en la calidad de vida de los ciudadanos, siendo esta estrategia la que debe alinear los programas del MINSA, Essalud y Gobiernos regionales asegurando la inclusión de poblaciones vulnerables, fomentando la implementación de un sistema de información digital para el monitoreo y seguimiento de pacientes con enfermedades crónicas.

La aplicación de esta propuesta en la prevención de Síndrome Metabólico, amenaza de la salud pública, la teoría propone acciones de promoción y prevención dirigidas a los ciudadanos, familias y comunidad con énfasis en la alimentación saludable y actividad física, así como estrategias de detección temprana, con incorporación de tecnologías para estimaciones de parámetros reales que ayuden en la detección y prevención del daño renal.

El *feedback* y la evaluación continua de políticas mediante indicadores de calidad de vida y satisfacción del paciente pronostican la efectividad no solo de la propuesta de la teoría sino de las estrategias desarrolladas en periodos de tiempo estimados de acuerdo a las realidades en nuestro país.

La teoría del cuidado cósmico arco iris, busca fomentar un entorno sustentable y armónico en todos los niveles incluyendo un enfoque de mejora continua, aplicable tanto en instituciones públicas como privadas, con el propósito de instaurar prácticas contemporáneas propias de una sociedad moderna. Este marco teórico invita a una transformación hacia una nueva cosmovisión, donde la sostenibilidad y el cuidado integral sean los pilares de un desarrollo humano sostenible. A través de esta perspectiva, se busca promover el bienestar colectivo y garantizar un equilibrio entre los aspectos sociales, económicos y ambientales, esenciales para el progreso de las comunidades.

CADUCEUS

www.ingramcontent.com/pod-product-compliance
Lightning Source LLC
LaVergne TN
LVHW091343190726
843491LV00002B/858

9786125170170